自分の生き方を学びながら
健康になる秘伝

これが“疲れ”の撃退法だ！

金 展蔵 著

セルバ出版

まえがき

もう1つの幸せに出会う

よい睡眠には人生を変える力がある！
よい睡眠には健康運をひらく力がある！
運を引き寄せる力は自分の中にある！

本書はズバリ「睡眠力によって健康体質をつくり、疲れを撃退し選ばれる人になるための本」です。

他の睡眠の本は睡眠のテクニックとその裏づけに関する内容のものがほとんどでした。

ここでは、もっと深く掘り下げていきます。睡眠を妨げる「寝てもとれない疲れ」の正しい知識とその見分け方や対処法、そして健康な心と体を築いて人生までも治療してしまおうという壮大なスケールで書いています。

私たちは寝不足したときに次の日はどうでしょう？　朝起きるのも嫌になります。朝食もそこそこに体はすっきりせずに、通勤電車の中ではうとうとし、毎日の仕事をこなすだけで精一杯になります。これは睡眠不足によって、体に老化が始まり、運気に乗り遅れ始めている兆しです。私たち誰もが必ず一度は経験したことがあるのではないでしょうか？

これは大いなる勘違いによって、引き起こされた「睡眠不足」が原因だったのです。

皆さんはご存知でしたか？　睡眠に対する勘違いの秘密を。

1つ目は、夜遅くまで起きていられる人が、体力があり若いという大いなる勘違い。

2つ目は、寝始める時間の大いなる勘違いです。

実は勘違いだけでは済まない

とても気になる変化として3つあります。①睡眠不足は「肥満の原因」になるということです。

さらに追い打ちをかける出来事があります。②それは女性ですと、誰もが気になる「肌の老化が始まる」のです。この肌の老化は目の周りのクマや、顔の筋肉が緩み始めて「ほうれい線」がとても激しくなってくるのです。そして、もっと残念なことが生まれてくるのです。

それが③すべての「縁と運の門戸を閉ざしてしまう」悲しい現実が起きてくるのです。

そんなときの前兆が「朝起きても取れない疲れ」だったのです。気力は落ちて起きられず、目は疲れて見えづらくなり、耳鳴りがして聞こえづらくなったり、味や臭いが鈍くなったり、手が痺れて感覚が鈍くなったりしてきます。このような症状が出始めたときは一体どうなるのでしょう。

それは私たちにとって一番大切な「気づき」に鈍感になってくる兆しなのです。

こんなとき人間関係のトラブルや、仕事をするための力を充分に発揮することができなくなります。どうしてもマイナスの思考に陥りがちになってきます。

睡眠不足は体も心も病みはじめるのです。病気をどんどん引いてくるのです。

また毎日沢山の患者さんを診て感じることは、睡眠不足の方の体は確実に年齢を超えて、老化が進んでいます。睡眠をきちんと取っている人よりも、非常に治りづらい特徴もあります。

そして、世の中には素晴らしい治療がたくさんあるにも関わらず、回復力が落ちているために、それらの素晴らしい治療に耐えられない、あるいは副作用で続けられない方々が増えているのです。

そういう皆さんに共通していることが、「治療の選択肢が非常に少なくなってしまう」ということに気づかされます。


睡眠不足は「内臓へのダメージであり、心へのダメージ」です
それに対して、食事の不摂生は「肉体へのダメージであり、脳へのダメージ」につながります。

それらはお互い調和を失い、私たちの健康や人生を大きく左右していきます。

しかしご安心ください。しっかり睡眠が取れる「睡眠体質」に戻すことによって、すべては改善し、私たちの明るい未来が自然に開かれていくのです。

東洋医学における睡眠とは、若さと寿命のもとでもあり、生命の源です。

これが病気を治す原動力で「自然治癒力」といい「若返りのもと」になっていきます。

そうです、「若さを取り戻せばよいだけのこと」なのです。

本書の主要なテーマは３つあります。
①自分の本当の健康の目安ってどこだろう。決して検査の標準値ではありません。
「健康の優先順位」「自然の変化と流れ」の中にあります。
②すでに睡眠不足が始まっている兆しと対策法。

③睡眠体質をつくって、疲れを撃退し運気を上げ周りから選ばれる人になる。

いま現在の自分の本当の体と心の状況を知り、将来の自分をどう創るかが、私たちの本当の将来そして未来が見えてくるのです。充実した毎日を過ごす。これが本当の健康です。

そして自然な生き方こそ、最高の自分をつくりだすことができます。運気が未来を拓きますが、その前に「運気に乗り送れない体」をつくることがもっとも重要です。

それが「睡眠体質」であり「健康体質」なのです。

健康と不健康のギャップを受け入れる勇気を持った者だけが、幸せになれるのです。素晴らしい未来を夢見る方に向けて書いた本です。予防医学だからできる技なのです。

２０２０年８月

金《こん》　展蔵《のぶぞう》

自分の生き方を学びながら健康になる秘伝

これが〝疲れ〟の撃退法だ！　目次

第2章 周囲の人から「選ばれる自分をつくる」睡眠法——運気医学が明かす睡眠の原理とは

第3章 軽い睡眠不足は胃から始まる
——胃は体の栄養、心の栄養、脳の知識としての栄養の入り口だった

第4章　大切なストレスは逃がさない ——最強の睡眠体質をつくる方法

第5章 世界一わかりやすい疲れの正体
――疲れには5つしかない。あなたはどのタイプ?

第6章 ストレス知らずの「適職の選び方」——自分の適職を知ろう

第7章 健康になる食材を探す前に知っておくべきこと！——疲れを残さない睡眠のための食事

第1章

気がつかない内に睡眠不足が始まっている

こんな症状がある方は要注意!

1　近ごろ何か太ってきた??

疲れが取れずに太る

これは本当なのです。睡眠不足になって、疲れが取れなくなると確実に太るのです。

運気医学の視点で見ますと、たしかに確実に太り始めます。

睡眠と疲労の解消には、絶対に欠かせない「睡眠の時間帯」というものがあるからなのです。

睡眠に欠かせない時間というのは、21時～3時なのです。

この時間帯というのは、体の元気の源である内臓自体もお休みの時間になります。今日の疲れが解消され、明日の元気が補給され、美容と健康には大切な時間だったのです。

その1日の時間の流れと配分をご紹介します。

3時～9時　↓　春のように体も心もすべて動きはじめる時間。

9時～15時　↓　夏のように体も心もすべて動きが最高潮の成長する時間。

15時～21時　↓　秋のように安静を好み内面を充実させる明日への準備時間。

21時～3時　↓　冬のように冬眠し疲労回復と、明日への元気を補給する睡眠時間。

このような現状の中、現在の働く女性の皆さんたちは仕事がとても忙しくなり、食事を取る時間もどうしても遅くなってしまいます。忙しい皆さんが食事を取る時間は、本当はお腹のほうも休ませたほうがいい時間の可能性があります。食べたものを消化する働きも低下している時間なのです。そんなときに食事を取ったらどうなるのでしょう。睡眠不足とお腹の消化する働きの低下が重なって、当然のように太ることを加速させてしまうのです。

個人差もありますが昼間ですと、一般的には2時間程度で消化していくものです。夜遅い時間に食べると、人によっては2倍も3倍も消化に時間がかかることになります。長くお腹の中に食べたものが留まるということは、すべての栄養を吸い尽くして体に残していくことになります。消化のスピードは落ちてしまうのです。ですから太るのです。

私たちが仕事などで疲れたときは、仕事のスピードが遅くなるということと全く同じなのです。そして悪いことに、遅い時間になると不思議なもので、やたらと味の濃い食べ物が欲しくなるものです。これも太る1つの原因になります。味が濃いと、どうしてもカロリー数なども上がってくるからです。ですからどうしても確実に太ってしまうのです。

さらに夜寝るのが遅くなると、どうしても、食事に限らず、お菓子など食べることが増えてきます。遅い時間に食べると、どうしても朝食が食べられなくなったり、軽く済ませたりになりがちです。ひどい場合には朝食抜きというのが平気な状態になってしまいます。

実はここが重要なところなのです。朝食を取らなくても体が疲れるということが自覚できなくなるほど体力が落ちてくるのです。すると、さらに疲れて消化力は低下していきますので、昼間食べた食事も太る原因に変わってくるのです。

ここまで聞くと、ひょっとして疑問に感じる人もいるかもしれません。

それはとても痩せていて太りたい人です。「それでは私は太りたいから、夜遅くご飯を食べたら太れて元気になるのではないか？」という疑問の声が聞こえてきそうです。

これも気持ちはとてもよくわかります。が、実はこれは逆に痩せてしまいます。

なんで？　本来は休ませなければならない胃腸などを、夜にお起こして働かせるために、逆に疲れてしまい反って痩せてしまいます。痩せている人もやはり夜はお腹を休ませてあげることが元気になる秘訣なのです。そうすれば昼間食べる量が少しずつ増やすことができて、理想の体型まで太ることができるのです。

この睡眠とダイエットに関しては、脳から出る成長ホルモンとの関係からも解明されています。

2　朝の疲れが一番きつい、2時間するとやっと本調子に

疲労には3段階あることを知っていました？

近年は女性の皆さんたちも社会に出て、自分の個性を活かして働いています。

そんな中で、以前の男性たちのように、仕事の時間も深夜にまで及び寝不足が加速しております。

そして疲労もピークに達している方がほとんどではないでしょうか。

たしかに適度な疲労というのは必要です。何もしなかったら体はどんどん衰えて、せっかくの才

能も退化していくからです。この疲労にも大きく分けると3段階あります。それでは疲労を3段階に分けて解説していきたいと思います。

さて自分はどの段階なのか、健康の目印にしてください。

第1段階目は「適度な疲労」の段階です。

第2段階目は「疲労も慢性的で重症な段階で、片足だけ病気の領域の段階です」

第3段階目は「疲労がさらに重症化して、若さを失い老化し、病気の段階です」

「疲労の3段階」

それでは「疲労の3段階」の簡単な見分け方について、具体的にお話していきたいと思います。是非参考にされて自分の健康管理にお役立てください。

①第1段階目「適度な疲労」の段階。

この段階は非常に理想的な段階で、朝もお腹が空いてすっきり目が覚め、日中の仕事も順調にこなせますが、夕方になると疲れが出てくるという形です。女性の方ですと、足などがむくんだりとかします。夕食をしっかり取ってお風呂などにゆっくり入ったりして、寝ることで翌朝は連日の疲れもすっかり取れて、すっきり目が覚めて起きられる状態です。時には湿布を貼ったり、軽いマッサージをしたなどという程度で取れる段階です。この段階が理想的な疲労の段階です。

要点：朝スッキリ、仕事が終わる夕方に疲れるのです。

②第2段階目「疲労も慢性的で重症な段階です」

ここからが実は非常に重要なところです。いくら寝ても前の日の疲れが残っていて、朝起きてもすっきりしない状態です。あるいは、起きられず朝食なども食べても食べなくてもよいという段階です。しかし1時間から2時間、または午前中を過ぎると、少しずつ元気になっていくという段階です。

これが慢性的な疲労の状態の段階の特徴とも言えるのです。

この段階は皆さんも一度は経験があると思いますが、前の日にお酒を飲みすぎて二日酔いの状態と同じかもしれません。朝はもう二度とお酒が飲みたくないと思っていても、夜になるとまた元気が復活し今晩も行けるかなとお誘いの電話を待っている状態に似ています。昔、言われていました「5時から男」「夜型人間」などという言葉はまさにそれにあたります。

しかし、この段階はもっと重要なことがあります。それは病気の領域に片足を踏み込んでいる状態なのです。

皆さんも一度は経験したことがあるのではと思いますが、朝起きて腰が痛い、手足が痛いといった症状です。アレルギーの方なら、朝くしゃみや咳がでるなど、いま自分の抱えている病気や症状が朝に強く出てくるのです。

しかし体を少し動かしているうちに時間が経つと動けるようになるのです。この状態は非常に寝不足によって体力と気力と回復力が落ちている状態なのです。

朝の時間が経つと、どうして疲れが取れたり、腰の痛みが取れるのでしょう。それは、太陽が午前中どんどん昇ることによって、体の働きが太陽の光によって助けられ活発になるからなのです。こんなところでも実は自然からの助けを得られていたのです。この段階は既に専門家のお話に従うか、あるいは専門家の治療が必要な段階です。

この慢性的な状態を抜け出たときは、最初の第一段階の症状に戻っていきますので、１日仕事をして夕方になって疲れが出てきた、あるいは腰の痛みが出てきたという段階です。ここまで来れば重症の疲労の時期を抜けましたということで、比較的健康に向かっている証拠になります。

要点：寝不足による軽い疲労の段階は夕方に疲れや症状が出てきますが、慢性になると逆に本来は寝てすっきりしているはずの朝に疲れが残っている。朝起きたときに症状が強いというのが大きな目安となるのです。

③第３段階目「疲労がさらに重症化して、若さを失い老化し、病気の段階です」

この段階は、皆さんのところの年配の上司や両親、あるいは知り合いのご年配の方が「ああ、今日はまだ何もしていないのに疲れてしょうがないとか、何もしていないのに腰や足が痛いんだよね」などという言葉を聞かれた方もいるのではないでしょうか。そうなんです、老化が進むと体の働きは著しく落ちてきますので、疲れの反応が、動いた当日ではなく２日から３日経ってから出てくるのです。反応が鈍くなっているのです。

しかし最近は、若い皆さんも同じようなことを言われている方が増えてきています。疲労を超えて体が老化の域に入ってきているのです。厚生労働省の最近の調査では、体力年齢は「実年齢に23歳足した数値」が出ていました。驚きの数字です。

もうこの段階は、完全に休養が必要な段階に入っています。休養が取れない人は自分の体の状況に合わせて、仕事の範囲を決めるという段階に入ってしまったのです。

病気の治療というよりは「予防と養生」がとても大切な段階に入ってしまったのです。そうはなりたくありませんので、やはり普段からの健康管理というものが重要になってくるのです。

要点：後から疲れがでてくる。

3　昔は風邪が万病のもと、いまは肩こりが万病のもと

肩こりが出たら要注意！

「風邪は万病のもと」というのは、実は昔の元気な時代の人たちの話。現代の疲れた時代の私たちを象徴しているのが「肩こりは万病のもと」なのです。

風邪は外を吹く風が原因で起きます。風は地球の一番外側を吹いています。したがって、外に吹いていて表面に原因がありますよという意味になります。逆に肩こりは私たちの体の中のどこかが元気を失い出てくる症状です。そんなとき仕事などが重なったり、不安や悩み事といった精神的なストレスが溜まっていたりすると、何もしなくても取れない頑固な肩こりになってしまうのです。

私たちの内面からの声なのです。

軽い肩こりの場合は、体を使って仕事をしたりしたときに起こるもので、その場合は、休む時間を取ったり、食事をしたり、ゆっくりお風呂に入って寝ることで解消されます。

しかし、肩こりも進んで慢性的で重い場合は、湿布を貼っても栄養剤や薬、あるいはサプリメントやマッサージをしても、一時的には気持ちよいのですが、すぐに戻ってしまうようになってしまいます。この慢性の肩こり症の方でも注意しなければならないのは、肩こりを感じなくなっている人です。「私は肩は凝っていません」という人に限って、肩を押してみると筋肉はバリバリに凝っていて痛みを感じる人がとても多いのです。そうなんです、人間って慣れてしまうというよい面もあり、逆にこのような悪い一面も持っているのです。

このように肩こりを感じなくなった人が、次に何かの症状が出たときにはやはり病院の検査で何か数値に変化が出たりといった病気の領域に入っていきます。

肩こりは職場や家庭での仕事から、内面的な精神ストレスに至るまですべてが原因になってきます。逆を言うと、すべての病気は、肩こりまで解消されないと完全に治ったとは言えないのです。体は治っても精神的な面が落ち込んでいたりすると、やはり再発してしまいます。精神的な面は充実してきたが、日常生活が乱れていて肉体の健康が妨げられた場合もやはり再発する原因になります。

肩こりは、日常生活において、睡眠不足を前提に、すべてのことが肩こりの原因になると言っても過言ではありません。仕事の出来不出来、進行状況、人間関係、試験勉強、記憶力、創造力に至るまで肩こりを解消してあげることで、すべてよい方向に進んでいきます。

4　天気に左右される健康

天気は体にも心にも影響していた

天気の影響は地球の上に住んでいる以上、私たちはその影響の中で生かされています。生かされているのと同時に、体力不足のものにとっては、キツイ試練となるときが多くあります。「今日はとても天気がいいのに、なんだか膝が痛くなってきたから明日は雨だ」などというお話は聞いたことがあると思います。本当に敏感な方になると、3日から1週間も前から感じられる方もいます。

今でもとても印象に残っているのは、東日本大震災（ひがしにほんだいしんさい）は、2011年（平成23年）3月11日に発生した東北地方太平洋沖地震による災害です。

みえる患者さん全員が、地震のように神経がたかぶっていました。地震は、その神経を奮い立たせます。病名は各自で違っても同じような症状をあわせ持っていたのです。

そんな皆さんにも共通点がありました。それは、表面に現れる症状の激しい人は、実は内面的には弱っていました。このような方には、内面の心の空虚な部分を充分に補うために、内部の五臓を強化しました。

もう1つは、表面的に非常に弱々しいのですが、内面は非常に興奮的で激しい症状の方が多かったです。このような方は、内にひそむ強烈な邪気を抜いて、少し興奮を発散させ、穏やかな状態にしてあげました。しかしこのような内面的な激しさは、さらに大きな地震が予想されました。

以上のような体の反応から、地震の最中は表面的にうるさい人ほど、内面的に寂しがっている人でした。逆に表面的にひ弱と感じる人ほど怖いかもしれません。こういうことを踏まえていれば、人間関係にも役立つのではと思いました。

実はこの地震などのときに打つ特有の脈が3種類打っていました。

1つ目は、ギターやお琴などの弦のように強く震えて打つ「弦脈・げんみゃく」と、

2つ目は、非常に高い熱の時に地下から吹き上げる洪水のような「洪脈・こうみゃく」、

3つめは、せわしなく落ち着きのない「促脈・そくみゃく」でした。

患者さん全員が地震や火山の噴火の直前のように筋肉や神経血圧と最高潮に興奮状態でした。これはもうすぐ大地震が来るというのを、患者さんの脈と体から間近に学んだのをよく覚えております。前日には全員がこの地震のときに打つ脈がでていましたので、明日は何処かに地震が来ると確信していたのを今でも覚えています。

このように、天気と私たちの体や心など健康との関係は、地球上に生活している以上切ってもきれないのです。

この気象と健康の関係は、私たち日常生活をはるかに超えて、もっと次元の高い部分での健康法

の基礎になっています。きちんとした睡眠を取り、年齢相応の体力を維持していけば、天気の変化によって体調を崩すことは絶対にありません。天気の変化に応じれる体というのは健康な状態です。自然治癒力の旺盛な体です。

私の所で行っている治療は、単なる肩こりも、疲れも、精神的な症状も、先天的な病気も、難病も奇病も、すべて毎日の季節の流れに乗せてあげてるだけなのです。季節感を肌で感じ、旬のものをいただく日本の文化はとても素晴らしいと思います。

5　【初公開】肉体疲労と精神的疲労の究極の見分け方

身近な肩こりで見抜く方法

この方法を知ると、家族でも職場でも、友人知人や大切な人間関係までも改善していく根本的な手段になります。軽い肉体的な疲れによって起きている肩こりであれば、栄養補給や気分転換と言った形で進めていけばよいでしょう。

また内面的な精神的な問題やストレスが原因で起きている場合は、精神的な面での理解や共感をもとに対応していく必要があります。場合によっては専門家の先生の指示が必要な場合もあります。色々な場面で問題を解決しなければならない立場の方、リーダーの皆さんは問題解決のきっかけになることは間違いありません。

①本人の訴えによる見分け方。

本人が、「左の肩こりが苦しい」と言ったら「肉体疲労からくる肩こり」。「右の肩こりが苦しい」と言ったら「精神疲労からくる肩こり」と大まかに理解することができます。

②左右の肩の硬さによる見分け方

結論から言いますと、表面の肉体疲労から来るときは硬く、内面の精神的な疲労から来るときの肩こりは柔いのです。従いまして、本人が凝って苦しいと言っている側の肩が、反対側の肩よりも硬ければ肉体疲労、反対側より柔ければ内面の精神的な疲労ということになります。

③肩こりからでも原因と結果がわかる

以上から、左肩こりは肉体疲労が主、右肩こりは精神疲労が主。

さらに硬いのは肉体疲労、柔い肩こりは精神疲労ということになります。

ここから４つのパターンが前提として考えられます。

・左肩が苦しいと訴えて、左肩のほうが硬い。

１００パーセント肉体疲労に原因があって色々の症状がでる。

・左肩が苦しいと訴えて、左肩のほうが柔い。

肉体疲労に原因があって、内面の精神疲労に及んでいる。

・右肩が苦しいと訴えて、右肩のほうが硬い。

内面の精神疲労が原因で、外の肉体疲労に及んでいる。

・右肩が苦しいと訴えて、右肩のほうが柔い。
　内面外面ともに精神的な疲労に及んでいる。

以上のような簡単な方法で原因を探り、健康に活かされると治りも早いものです。

外の肉体的疲労や内面の精神的疲労の具体的内容は、各個人でまったく違います。限られた紙面の都合上詳細は書けませんが、体の面・心の面そして感情などの面から見ていくと、総合的に大切なその方をサポートできます。

寝る時間が遅くなっている現在の私たちにとっては、風邪も肩こりのどちらも、外からも内からも影響を受けてしまいとても治りづらくなっているのも事実なのです。

6　こんな意外なところにも、ひそんでいた！

気がつかないうちに睡眠不足になっている意外な前兆

①自分だけがよく蚊に刺される
夏の夜や、川や海山・キャンプなど外へ行ったときに、自分だけがどうして蚊に刺されるのではと感じている方は、極端な睡眠不足で皮膚の傷みが激しく、心身を守る防衛の能力が落ちている方です。比較的冷え性の傾向が強く、膀胱の働きが弱いのです。防衛能力が落ちてしまい、体の中の睡眠の門が開かないので、昼と夜の体の時間のリズム調節がうまくいかないのです。そのため蚊に

狙われるのです。

②歯が浮く、歯茎が腫れるなど歯のトラブル

この症状は体では腰が非常に疲れていて、精神的にも根気が落ちている状態です。まだ歯が浮くだけですと軽いのですが、虫歯がないのに歯茎が腫れてしまったりします。睡眠に直接関係のある腎臓の気が疲れ始めているサインです。物忘れが出てきます。

③いつもあくびばかりでる

この状態は疲れがピークの状態です。あくびが出るのは、すべての栄養と元気を蓄えておく腎臓の気の蓄えが尽きたと言うことになります。老化の始まりです。

ですから酸素を取り入れて、体を活性化させようという防衛反応なのです。記憶力の低下です。

④寝ると足のうらがほてる

この症状は腰痛やぎっくり腰など起こしてもおかしくない前兆です。大抵の人は腰痛を起こす1週間前ぐらいから足の裏がほてり出す人が多くいます。しかし慢性的に腰が痛かったりする人は常に足の裏がほてります。軽い方ですと夜寝たときにほてり出しますが、慢性的ですと昼間も常にほてり出します。

この足のほてりについては、少々注意点があります。それは更年期障害のように全身がほてってしょうがないという人は慢性的な睡眠不足を越えて休養不足の方です。しかしさらに重症な方がいらっしゃいます。それは「お腹が熱い」「背中が焼けるように熱い」という方です。

この段階は、予防医学の視点で言いますと、非常に危険な状態ということになりますので、医療や予防、休養に本気で取り組む必要がある状況です。

⑤毎晩「夢」ばかり見ている

これは体力が落ちていて、深い睡眠に入りたくても入れない状況なのです。東洋医学のエネルギーのもとである「気」は、昼間は皮膚や筋肉と言った外側の部分を巡って体の活動を活発にしています。そして夜になりますと体の中の五臓六腑の中をめぐって、最後は腎臓の中にきちんと治って熟睡の状態に入っていきます。

しかし夢を見るというのはまだ五臓六腑の間をフラフラと遊びまわっている状態なのです。夜遊びしているおじさんや学生さんという感じでしょうか。ですから夢が多く続くと、朝起きても疲れはなかなか取れていないのも事実なのです。体内リズムが狂っているのです。

⑥抜け毛が多い・髪の張り艶・枝毛

髪の毛というのは、深い睡眠を獲得するための腎臓からの余った元気なのです。

寝不足が続き、疲れがピークに達してくると抜け毛が多くなったり、体も全体に老化が進みハリとツヤがなくなり枝毛も多くなるのです。よく夢を見るというのと髪の毛のトラブルは表裏一体の関係にあるのです。体力の借金状態です。

⑦肌の張りとツヤが……

深い睡眠を獲得するための腎臓からの余った元気が髪の毛と同様に、肌のツヤやハリなどの決め手になっています。寝不足で特に皆さんが気がつくのは目の周りのクマではないでしょうか。どうしても顔の筋肉が緩んできますので、ほうれい線の問題など気になるところはたくさん出てきます。胃の疲れがひどい状態です。

⑧足首の捻挫

この足首の捻挫というのは、本当に意外だと思います。その理由は足首の周りに昼間の体の運動を始める門と、夜に睡眠に入るための門があるのです。第8章ではここのツボを使って睡眠の扉を開いていきます。ですから捻挫というのは長引かせると不眠や睡眠不足の原因になっていくのです。

⑨毎日お酒を飲む人

お酒についていては盃に一杯程度でしたら健康のためにとてもよいのですが、大抵はそうはいかないものです。お酒だけはどんどん腕が上がってきます。体の中では夜中に起こして走らされるような状況でまさに睡眠不足の状態と同じです。かえって疲れてしまうのです。

⑩手足の裏に汗がでる

ここも非常に重要なところです。足の裏に汗が出るのは、睡眠や若さと大いに関係ある腎臓の元気が弱り始めているときです。そして肉体が疲れ始めているときです、十分な休養と睡眠が必要な状況でどのような症状がが起きても不思議ない状態です。

この状態が進みますと、手のひらによく汗をかいてきます。これは体の疲れを超えて精神的な疲れを起こし、心臓の元気がちょっとくたびれてきていると言うことです。息切れや動悸などが出やすく、特にお風呂なので大汗をかくと動悸などが出てきます。

治っていく段階では、最初に足の裏の汗が止まり、次に手のひらの汗が止まってきます。

お風呂・運動・サウナ等での大汗は絶対にキケンです。

7　体質改善までも必要な、本気で取り組むべき症状

体質改善は3か月単位で取り組む

①アレルギーのある人

アレルギーの原因も深い睡眠を獲得するための腎臓の元気の衰えです。体の防衛能力が弱るために起きてくるものです。これは意外と生まれ持っての先天的な要素が非常に強いようです。東洋医学においては症状は非常に広く捉えています。何かに拒絶する反応という感じです。

食べ物や薬のアレルギーはもちろんのこと、皮膚に出るとアトピー性皮膚炎、鼻に出ると蓄膿症、内科のほうで出ると喘息などというように、近年はさらに増えて太陽の光のアレルギー、さらには非常に微量の薬物や化学物質にまで反応を起こしてしまう、化学物質過敏症（かがくぶっしつかびんしょう）というとてもかわいそうな状態にまでなっています。

しかし、これらは睡眠と同時に足腰を鍛え、腎臓と共に働いている膀胱の機能を高めることを目

的に、東洋医学では治療にあたっています。

②頭痛薬が効かない

　頭痛は基本的に、風の影響が非常に強いのです。後頭部が痛い場合は目や足腰などの疲れによることが非常に多く、天気では風と寒気に反応してきます。偏頭痛は風と熱気、湿度が高いときには、おでこから頭のてっぺんにかけて痛くて重苦しくなります。おでこは胃、頭のてっぺんは脾臓・膵臓に関係してきます。頭の中の芯が痛いというときは脳の病気のときもあります。病院での検査が必要な段階です。

③関節が痛い

　膝や股関節、そして肩の関節、指の関節など節々が痛いと呼ばれるものです。この関節の痛みは胃を中心とした消化器系の弱りが出てくると関節に、熱や寒気がこもったり湿度がこもったりします。速やかに関節に滞った湿度を中心にとり省かなければいけません。胃を大切にしてください。

④常に寒がり

　私たちの体の熱は東洋医学では胃でつくられるとされています。常に寒がりというのは胃が弱っていて、食べたものの栄養が全身にいかないので、全体的に疲れやすく冷え性で血圧が低いなどという人が非常に多くなっていきます。暖かくて消化のよいものをたくさん食べることによって解決していきます。

⑤寒がりで熱がり？

この場合は疲れすぎていて、周りの気温にそのまま反応して行き調整ができなくなった状態です。

⑥耳なり・目の疲れ・足がよくつる

これは完全に食べたもの以上に仕事をしたということで、目や耳の貧血状態です。

仕事の合間に一口何か食べるのも効果的です。

⑦便秘

この便秘は大きく分けると2通りあります。「便が乾燥して硬くて出ないパターン」と「便が乾燥しないで柔らかくて出ないパターン」です。前者の方はお腹に熱がこもって、便が乾燥するためになかなか出ません。後者の方はそもそも出す力が弱いです。

両者ともに、大便や小便を出すという作用は睡眠と同じく腎臓の元気が助けています。足腰を丈夫にしましょう。しかし便が柔いのに出ないのは「出す力がない」つまり老化です。

⑧腰痛

腰の真裏に腎臓があります、まさにこの腰は睡眠そのものと言っても過言ではありません。

⑨いつも風邪をひきやすい

この方は完全に冬の睡眠が少ないために、1年中風邪を心配しなきゃならない方です。

冬の睡眠法とは、11月の8日前後の「立冬（りっとう）」から2月3日の節分までの時期のことを言います。この冬の3か月間に、次の年の1年間の基礎体力をためてくれます。

そして運気や運勢の素もやはりこの３か月にたまるのです。21時から３時までの睡眠がとても重要です。

⑩血圧が異常に高い人、低い人

血圧の高い人は、睡眠不足になるとさらに首筋や肩が凝りが強くなって高血圧になっていきます。そしてどうしても薬の量が増えることになってしまいます。逆に低血圧の人が夜寝るのが遅い場合は、体力はさらに落ちて疲れやすくなり血圧は下がってしまいます。

⑪息切れ動悸がある

この場合は、疲れを超えて心臓にまで負担がかかり、結果として気がつかないうちに、精神的な面でのコントロールができなくなってきます。突然笑ったかと思えば、急に落ち込んだりと喜びと不安感が交互に出てくるようになります。天気では熱さや蒸し暑い日に特に反応してきます。

⑫ど忘れがひどい

仕事や日常生活をしていると、うっかりとど忘れしてしまうことはもう当然のようにあると思います。あまり意識しないで話を聞いていると、どうしても忘れるものです。東洋医学的には、肺の元気が弱くなったために肩こりや背中のこりが非常に強くなって、ど忘れをするというふうに考えます。これは背中や肩が非常にこると頭のほうへ行く血管を圧迫するために、頭のほうへの血のめぐりが悪くなりど忘れという形になるのです。

「肩こり」されど「肩こり」です。これがすぎると認知症になりやすくなります。

⑬根気がなくなってきた

これも睡眠不足によって持久力が低下するために、疲れて根気が落ちてしまうのです。記憶力が落ちて、技術職なのにいつもやっている仕事が失敗ばかりと作業能力が著しく低下してしまうのです。さらには今まででしたらポンポンと出た、新しいアイデアもなかなか出て来ないということになってくるのです。

天気としては非常に寒気が強くて寒いと言う日は、特に要注意なのです。

⑭不妊症でこまっている

近年多い男性女性共に共通のテーマです。睡眠時間がどうしても短いと、体力は非常に低下しますので、男性ですと精子の数が少なくなったり女性ですと排卵がなくなったりします。

さらに精子や卵子の質も低下してきますので、不妊症の傾向になったりします。元気で丈夫なお子さんを授かるために、睡眠は重要な位置を占めているのです。天気では寒気がとても影響してきます。

以上が睡眠不足を解決しなければ、どのような治療を受けても効果の上がらない症状の一部です。

これらの症状は、心身に余力が不足し老化の始まりなのです。そのすべての入り口が、日常の胃の不調から始まります。胃の不調は睡眠時間を遅くさせてしまい免疫力は低下し、疲労や病気の回復力・自然治癒力を落とします。結果、若さの基である腎臓の気が弱り、老化が加速するのです。

第2章

周囲の人から「選ばれる自分をつくる」睡眠法

運気医学が明かす睡眠の原理とは

第1章では、「睡眠不足による朝起きても取れない疲れが、疲れを超えて病気の領域にまでいく」という自分たちの健康面での注意点についてお話しました。

この個人の健康から社会的な健康についてお話していきます。

その代表格が「運」と「縁」なのです。

つまり「朝起きても取れない疲れ」が、やがては社会的に不健康な状態へとつながるのです。それを解決するのが睡眠によって得られる「回復力」ということになるのです。

この「回復力」があって始めて健康を維持でき、社会的に健康な道を与えてくれるのです。それが「運」と「縁」を代表格とする「開福力」なのです。いっしょに「回復力」を「開福力」に変えていきましょう。

1　よい睡眠は「よい縁」を呼び込む

癒し系の女性、なぜ異性運が強い？

男性と女性では体のつくりと働きがまったく真逆なのです。重要なポイントは、男性は外へ向かって肉体労働をし、行動的な体をしています。外敵から自分や大切な人を守るための防衛反応でできているのです。外へ向かって活動するためには、体の中の内臓に貯められた食べたものの栄養が使われます。その量が約80パーセントにも及んでいるのです。

つまりはスマートフォンのバッテリー残量が常に20パーセントの状態なのです。それも使えば使うほど０に近づき稼働不能になります。

このことから日常の生活の中でも、恋愛対象としても、体の中で不足している赤ランプのバッテリーを充電してあげる必要があるのです。そのような癒やし系の存在を必要とし、本能的に求めているのですね。充電して補ってあげて元気にしてあげれば、外でよい仕事がどんどんできるようになってくるのです。積極的に明るくなってきます。仕事が順調にいけば、結果として経済的にも生活においても余裕が生まれて女性も幸せになるのです。「欲しければ、先ず与えよ」と言うのがこのようなところからも理解していただけるかと思います。

体の仕組みから、仕事や恋愛で失敗する傾向の女性は、逆にバッテリー不足の男性に、あれもこれもと要求が常に優先してしまう方です。『注文の多い料理店』になっていませんか？

その点で、男性の体は大抵の場合仕事をするだけで「体力的に余裕がなく、休養が必要な状態」です。それに答えることができず、引いてしまっている方が多くいます。これは事実です。面倒くさくなるのです。

逆に女性の体の場合は常にバッテリー80％充電型です。結論から言うと、この充電したエネルギーを「癒しのエネルギー」でチャージしてあげるとよいのです。

それでは女性に対しては、どのように対応していけばすべては上手くいくのでしょうか？　結論から言うと、女性の体の中の五臓六腑に蓄えられた充満したエネルギーを発散してあげればよいのです。このエネルギーは感情という形で表現されます。それを周りを和ませるよいエネルギーに変えて発散させる工夫が必要になってきます。そのことによって仕事はもちろん、恋愛においてもよい方向に向くのです。

さらに男性よりも肉体の筋肉などは弱いので、その充満したエネルギーを体を鍛えることや、趣味やレクリエーションなどに使うことで、心と体のバランスが取れて安定し優しくなってくるのです。

男性の体は外へ向かってエネルギー発散型なので、外の肉体は強いが中は空っぽ。女性の体は中へ向かってエネルギー充電型なので、中の内臓は強いが外の筋肉は弱いのです。このことから男性は中や内側が弱いので、内科や脳外科の病気のときは要注意になるのです。現在ですと、血液検査や尿検査など気軽にできる検査も定期的にするとよいのです。

逆に女性は、男性とは逆に中の内科系は丈夫です。しかし外の筋肉や体型や体質の維持に苦労してきます。女性は筋力が落ちてきたり、体型が急に崩れてきたり、肌の色・艶・張りが落ちてきたときは体と心のバランスが乱れてきます。要注意です。このように中が充実している女性のほうが男性よりも平均寿命が長いという根拠がここにあったのです。こういう視点も踏まえていることが自然の道に乗り、自然な運と縁に乗っていく第一歩となるのです。

男性は外が強くて中が充実していないので、外側の大きなこと・体力を使うことは頼り、内側のこと、小さなことは補ってあげるということが自然の道のようです。

男性と女性のお家での過ごし方の大間違い

「女性は息抜きが第一、男性は休養が第一」と言えるのです。男性と女性では全く体力の状況が違うという点を理解しなければなりません。バッテリー満タンの充電型の女性にとっては、休みの日は息抜きのために外に出かけてお友達と会話をしたり、弱っている筋力をつけることによって、体も心も健康になってきます。つまり発散型の生活です。

しかしバッテリーをすべて使い果たしている男性にとっては、休日というのは、ゆっくりと休養をとったり睡眠をとったり、ゆっくり読書をしたり音楽を聴いたりというような休養型の生活が第一に来ることが理想であると医学的な視点では考えます。

男性女性ともに、それがが満たされたときに始めて、共通の行動やコミュニケーション、レクリエーション、人生の価値観が成立するのではないでしょうか。

2　「縁」とは心と体をつないでいる12本の気のルートだった

縁のある人・ない人

今度は縁というものを医学の視点から解き明かしていきます。一般的には起きた出来事である結果には、すべて原因があると言います。その原因と結果の間には色々な環境や人など条件が関わって結果に至るとされています。その色々な条件のことを「縁」というわけです。

東洋医学ではその縁とは、12本の気の流れるルートである経絡（けいらく）が、順調に流れたときに効果を発揮すると述べています。この経絡は、体の中の心のもとになる内臓と、外側の肉体とを結んでいる通り道なのです。

これがすべて川の流れのように繋がっていて順調に流れていれば、仕事も異性運も人間関係の縁もすべての縁が順調にめぐり始める「器」ができていくのです。ですからいくら縁があってもそれを受ける体のほうの器がくたびれていれば、よい縁も素通りすることになります。

縁と時間との関係も重要な見どころです。2つの視点から見ることができます。1つ目はその人の人生全体あるいは生き方に関わる時間の関係。2つ目は短期間あるいは部分的に関わる時間です。

1つ目の「その人の人生全体あるいは生き方に関わる時間の関係」について、約束の時間を守れる人、物事の順番を筋道立ててこなせる人、季節感を非常に大切にする人などが、すべてのことに縁を活かせる人ということになります。逆に約束しても時間をなかなか守れないという人はいるでしょう。そして社会のルールや順番というものを守れない人もいるでしょう。こういう人は人生全般について、非常に縁が薄くなってくる傾向にあります。

2つ目の「短期的あるいは部分的な時間」について。この時間によって、縁が薄くなる人がいます。例えば、体の調子などを見るとよくわかります。ある時間になるとくしゃみや鼻水が出てくる、腰が痛くなる、頭痛がしてくる、気分が滅入ってくるなどという人はよくいらっしゃいます。

1年間の中で見ても、決まった月になると必ず風邪をひく、腰痛が出てくる、喘息が出てくる方はよくいらっしゃいます。しかし1日の時間の流れの中で決まった時間に症状が出るのは、まだ軽いほうです。単に肉体的な部分での疲れが中心の方です。しかし1年のうちで毎年決まった月に同じ症状が出てくる方は、ちょっと慢性的になり精神的な面にまでダメージが及んでいる方です。

このような毎日の時間、あるいは1年で決まった時期に、体の不調や人間関係や精神的な問題など定期的に出てくる方は、私たちの大切な縁に関わる経絡の通りが悪くなっている証拠なのです。是非改善したいものです。「礼に始まり、礼に終わる」ことを最重要視した生活が大事なのです。

縁と時間配分

ご参考までに1日の時間配分をちょっとご紹介いたします。自分の症状や問題がどの時間に出てくるか参考にしてみてください。時間は2時間単位で体や心に変化を及ぼしてきます。

3時から5時、5時から7時、7時から9時、9時から11時、11時から13時、13時から15時、15時から17時、17時から19時、19時から21時、21時から1時、そして最後に1時から3時の夜中の時間です。全部で12通りの時間配分になります。

自分の体の不調や、人間関係のトラブルの多い時間帯、逆にその時間になると、順調になる時間帯など、ほとんどこの時間の範囲に収まっていきます。ですから私は毎日の診療の中で必ず症状が一番強く出ている時間帯を聞きます。そのことでどこが弱っているのかを判断し、過不足を調整し、治療と同時にその方の縁を高めています。これらの縁もすべて睡眠がしっかり取れていれば回復力は旺盛となって、順調に来た縁を生かすことができるのです。、

3 「縁」は私たちの胃から動きだす

縁の始まりは「胃の元気」

この縁に関係した気の流れるルートである経絡は、実は胃の中心部から始まっていたのです。したがって、胃の調子を悪くしていると、なかなかよい縁に恵まれないことにもなってしまうのです。

このような反応は、特に顔の皮膚の状態や表情などによく現れてきます。

「顔が左右でゆがんでいる人」たいていは、ストレス等から胃の調子が悪くなり顔の左右が対称でなくなります。同時にまぶたが下がっていたり、口元が下がっていたりと、ストレスでついつい不機嫌になり笑顔を忘れた結果なのです。

東洋医学的には、顔の表情は「胃につながる胃経」という経絡が大きく関係しています。この胃の経絡が関係しているために、どうしても、ストレスを最初に受ける胃が不調を起こし、その流れで顔の胃の経絡に過不足が生まれて顔の左右がゆがんでしまい、美人台無しとなるのです。結果として縁の出だしから足を引っ張ることになるのです。その典型的なのが顎関節症です。よい縁のために改善しておきましょう。

4　縁と運の門を同時に開く

膀胱が縁と運の門を拓き引き上げる

膀胱と縁などというと、とても不思議に感じる方が多いのではないでしょうか。

膀胱は、狭い意味では体の中の余分な水分をおしっことして、体の外へ出すところです。しかし東洋医学ではもっと広い意味に捉えています。それはすべてのものを「開く入り口」という意味です。特に皆さんが一番気になっている皮膚の表面のツヤやハリなどは、膀胱の強さによって決まってくるのです。

膀胱が弱いときには、皮膚の毛穴が開いてしまい、寒さがストレートに体の中に入ってくるために、寒さを感じてトイレが近くなってしまいます。寒いときにトイレに行きたくなることで皆さんもよく普段から感じていることであると思います。

しかし膀胱が丈夫ですと、皮膚も非常に健康的になり、寒いときはきちんと閉じてくれて寒さを感じなくなり、暑くなると逆に皮膚の毛穴を開いて汗を出してくれるのです。この点で膀胱は外の環境からの刺激に対して適切に反応してくれて、悪いものは防ぎ、よいものは取り入れてくれるという大きな役割があったのです。

ですから膀胱が強いという人は、よい縁にも強いだけではなく、よい運も強くなり、よい結果を生み出すことになるのです。実は膀胱というのは、睡眠の中心である腎臓と兄弟関係にあるのです。

膀胱が丈夫であるときは、すべての縁と運の門が開かれるのです。これからはぜひ背中や腰などの疲れをしっかりと取っておくことが、とてもよいことなのです。後の章ではこの縁と運の門を開くための、お家でも簡単にできるお灸法を紹介いたします。

5　やはり睡眠と心の関係が根本に

縁と運の門を開くための根本

この精神的な心の気の流れ道は、実は睡眠の中心である腎臓から枝が出て、心臓の働きに影響を与えています。心臓は「心の臓」と書くのがこれです。東洋医学では心や精神活動の中心として捉えています。ですから睡眠がしっかり取れて腎臓が元気になるということは、それに続く心の状態も非常によくなり、前向きに考えることができるようになるために、縁のもとである12の気のルートが順調に動き出すのです。

よく眠れた次の日は、気分もよく心も晴れ晴れとします。しっかりとした睡眠は素晴らしい心の状態をつくり感情もコントロールすることが簡単になってきますので、自分の周りにも気軽に人が集まってきます。

ここで大切なことが1つ、心と精神の違いは？　精というのは睡眠によって腎臓に蓄えられた元気で、私たちの肉体をつくってくれます。精神の神とは内面の心のことを指して言っています。精神という言葉は、肉体の健康と心の健康という２つの意味合いを持った言葉だったのです。最近では精神と言うと、心の問題や感情などの面に使われていますが、実はそうではなかったのです。

このように睡眠によって、健全な肉体ができてきますので、心がスムーズに働き出します。当然のように、素敵な縁もスムーズに動き出します。そして自己中心的な感情は自然に消えてくるようにできているのです。

6 【初公開】運と縁を逃し始めている人の究極の見分け方

あなたのおへそに注目！

運や縁って実は「自覚症状がない」というのが本当のところです。風邪のときの高熱にしろ、痛みにしろ自覚症状を強く出せる人については、それなりの救急の処置ができます。問題なのは睡眠不足や何かの原因によって、体力が非常に低下し「自覚症状がない人・出せない人」です。本当は悪いのにもかかわらず、対応が遅れてしまうからです。急に職場で気分が悪くなって倒れたとか、最悪のときは心筋梗塞などで亡くなられたなどということもよく聞きます。運や縁も同様で知らないうちにやってきます。そのような皆さんのための簡単な見分け方が東洋医学にはありますので、これを覚えておくと、毎日の健康と運や縁のチェックになります。

おへその周りの動悸は危険のサイン

①あお向けに寝てください。
②右手の中指・人差し指・薬指の3本で、おへその周りの上下左右を軽く押してください。
③その時に三本指の下に「どんどんと脈が打っているか」を確認してください。

軽　度：そのときに、3本指を軽く当てただけで動悸を感じたときはけっこう重い方です。
中程度：少し力を加えて押した時に深いところで感じた場合は、まだ軽い状態です。
重　症：体に色々な症状があっても、表面でも深いところでも売っていない場合は睡眠不足による体力の低下が軽い状態ですので、苦しいところの症状を取るのみで回復に向かいます。
危　険：危険と思われる打ち方は、その動悸がおへその周りから左の心臓の方へ向かって打ち始めているときは危険範囲ですので、適切に内科の検診などが必要になってきます。東洋医学の予防が重要な役割をはたすのです。

運や縁も軽い物から危険状態まであり、健康とまったく同じなのです。

この方法は、今元気であっても毎日の健康のバロメーターとして寝る時に確認するのも非常に役に立ちますし、おすすめいたします。

これを「命の拍動」と言います。専門用語では「腎間の動悸・じんかんのどうき」です。

「睡眠不足」されど「睡眠不足」です。

ここはとても重要です。表面的には元気な人もいるからなのです。

第3章

軽い睡眠不足は胃から始まる

胃は体の栄養、心の栄養、脳の知識としての栄養の入り口だった

1　縁の始まりと同じだった

ツボの流れは胃から始まる。だから不眠のときは胃を大切に

最近は私のところに治療に見える皆さんの中には、疲れているのに布団に入ってもなかなか眠れない方がとても増えております。よく診察をしてみますと、胃に関係したところに反応が非常に多く現れています。

原因を聞いていると、やはりスイーツなど甘いものを多くとりすぎているようです。何でもそうなのですが、同じものをたくさん食べるとどうしても、同じものを消化することになり胃に負担をかけてしまうのです。その結果として、甘いものは筋肉の緊張などをほぐし心も和むのです。反面もう1つ忘れてならないのは、甘いものには神経を高ぶらせるという働きも持っています。ですから体の中は安静状態とはいえず、とうぜん眠れなくなってしまうのです。

予防医学の視点で言いますと、胃というのは食べることによって、体の中の熱をつくり出してくれます。それが体を活発に動く励みになっていくのです。

最近流行っている、「痩せるために生野菜を毎回食べましょう」という考えにも注意です。生野菜はたしかに健康にはよいのですが、毎日食べ続けますと胃を冷やすという状態になってしまいます。現代の人のようにもともと冷え性の方にとっては、さらに冷え性の体がとても疲れやすくなり

ます。このような場合も胃の調子が悪くなって、不眠症の原因になってくるのです。

また相当昔に健康のためにアマチャヅルなどと聞き、それでつくったお茶をどんどん飲んでいた方がおりました。その方は急に倒れて吐血した方もおりました。日本人の胃袋というものは非常にデリケートですので、やはり同じものを飲み続けたり、食べたりすると胃に負担がかかり胃を壊してしまうことになってしまったようです。

ほかにも痩せたいためにウーロン茶ばかり飲んでいたという方です。これはスポーツ医学や医療関係者の方ですと、当然のようにご存知だとは思いますが、空きっ腹にウーロン茶を直接どんどん飲むと、どうしても胃の壁の脂肪組織を壊してしまい、胃炎や胃潰瘍の原因になってしまい、胃を弱らせることに繋がってしまったのです。後は意外に多いのはサプリメントの摂りすぎによるものです。

そして、不眠ということで、安定剤などを処方される方が非常に多いですが、これもやはり胃に非常に負担になってきます。この安定剤や睡眠薬などの反応で特徴的なのは、腰より上の背中の部分が非常に苦しくなるというものです。

時には腰痛と全く同じ症状を出す人がとても多いのです。しかしそういうときは当然、原因は腰にはないので検査には何も出てこないのです。そういうときは胃の治療をすることによって、腰痛は改善されていくのです。

背中から腰にかけて苦しい痛いという皆さんは、そういった薬なども一度相談されるとよいと思います。

後は胃の調子を悪くする原因は、ダントツでストレスでしょう。ストレスの原因を色々聞いてみますと、意外に多いのが職場における世代間の考え方の違いによるものです。これは本当に難しい問題であると思います。

このストレスによって「思い悩む」ということは、予防医学の視点で申しますと起きている内容や対応の仕方あるいは解決策に対して、どのように対応してよいのかと言う「選択肢」で困りストレスになっているということです。思い悩みますと血が頭にすべて登っていきますので、胃の働きは悪くなり消化力が落ちてしまうのです。ですから胃の調子が悪くなるのです。

胃というのは、外から入ってきた食べ物が 体の隅々まで栄養として送り出すところです。いわゆる体の外と中のちょうど中間点にあたります。ここを超えたときに他の病気に変わっていくのですが、胃の調子を整えてやることでそれらを防ぐことができますので、できれば胃の不調の段階でそれぞれが対応する必要が出てきます。

逆に胃の調子がよくなると、ストレスがストレスでなくなるということにもなるのです。

私たちの体をつくる栄養の倉庫が胃で、その栄養は心と体をつないでいる経絡を、昼も夜も礼儀正しく時間通りにめぐります。昼は外側の肉体を流れて全身を栄養して身を活動的にし、夜は内側の内臓を栄養し心身の静寂を守り、日の入りで全身の気は腎臓に収まり睡眠に入っていきます。このルールを最初に破るのが暴飲暴食とストレスで、心身の疲れて不眠の原因になっていくのです。

2　重い睡眠不足は老化をさらに加速させる

睡眠不足が慢性的になると

これは連日のように、睡眠不足が続いているときに起こります。さらにお酒の飲み過ぎによって追い討ちをかけてきます。お酒はとても次の日疲れが残ってしまうからです。こんなときの特徴的な症状は、やはり足腰の弱りと腰痛でしょう。

その前触れとして、寝る時に足の裏がよくほてるというのも特徴です。そして関節を潤している関節液が不足してきますので、首でも手足でも腰でも動かすとゴキゴキと音がします。関節が鳴り出したときは相当疲れたと判断してください。

これが病的になった例では、最近増えてきたのが脳脊髄液減少症と呼ばれるものです。いわゆる脳や脊髄の液が少なくなるために、全身の疲れや神経痛などが出たり、皮膚などに湿疹などが常に出てなかなか治らないというものです。この病気は、生まれもって先天的に弱い体質の人もいますが、最近では交通事故によるむち打ち症などの後遺症として数年経ってから出てきます。そのときはむち打ち症と同じように頭痛や手足のしびれ腰痛など一連の症状が出てきます。

このような皆さんの治療方法は、睡眠不足になるとどのような治療も効果が出てこないという点です。そして見ていますと、老化現象もとても早くなるようです。

3　一番重要なのは「冬の睡眠」

来年1年の健康と運勢がすべて決まる！

暦のうえで冬である11月7日頃の「立冬」から2月3日の節分までの3か月間です。この時期に睡眠不足になっている方の特徴は、2～4月にすぐに風邪やインフルエンザ・新型コロナの発病です。この冬の時期は、向こう1年間の体力が蓄えられる時期に入っています。

このことから考えますと、野球選手の冬の個人での自主トレーニングというのはほどほどにしてくれると、地元のチームはかなり結果を残せるのではないかと医療の立場から見ています。縁や運から遠ざかり、どうしても疲れ気味の1年となり、病気はとても治りづらくなっている事実を毎日みています。

朝食を抜くことは、運と縁を遠ざける最悪の禁じ手

いちばん朝食に適した時間というのがあります。胃の働きが最高の時間です。それが朝の7時から9時までの間なのです。この時間にしっかりと朝食をとって、胃を動かすことによって内臓をすべて元気にすることができます。この時間にしっかり朝食をとると、朝食の効果は倍増し1日仕事をしたり動き回ったりする原動力になるのです。

ですから朝食を抜くという人が最近増えていますが、この場合は体の中に残っている余力の部分で動いていることになりますので、貯金を下ろして生活を営んでいるのと同じことになってしまうのです。尽きたときが体調不良ということになるのです。

正しい睡眠が病気を防ぐ

以上のように、正しい睡眠をとるということは、基礎体力を旺盛にして、たとえ病気になったとしても回復力も旺盛になるために治りも非常に速くなります。

近年はガンの患者さんが私のところにも非常に多くなっています。なぜ私のようなところにガンの患者さんが来るのかと言いますと、基礎体力が落ちているために治療の選択肢が非常に狭まっているのです。すべての治療に副作用が出てきて、治療に耐えられないのです。ですから基礎体力をつけて、経過待ちという皆さんがとても増えているのです。

正直睡眠がしっかり取れていて基礎体力がしっかりしていれば、どんな治療を受けても、耐えることができるのです。

その他では、基礎体力がないために必要な検査が苦痛でしょうがない方が非常に増えています。採血しようとしても血管が出てこない、婦人科の検診であまりの痛みに気を失ってしまった、などです。そういう方は私のところを覚えていて、検査の前日や当日に体調を整えて検査に向かいます。何事もなく順調に検査が進んでいるようです。

これは本来ですと、睡眠で養われている基礎体力を助けてあげて、さらに体のバランスを整えてあげている結果です。こういう点からも睡眠というのは非常に大切であることが、私は毎日のように感じて指導しております。

4　「元気だから起きていられる」の大間違い

あなたの睡眠は完全に間違っている

昔はお付き合いと言うと、昼間はゴルフ、夜は麻雀かお酒と相場は決まっていました。しかし私は色々なことをやりましたが、麻雀だけはできないで通しました。

麻雀などは学生の時代にほとんどの人が覚えたものです。しかし私はいつも断っていました。その理由は、一晩中やるというのが常識化していましたので、眠たくて眠たくてとても付き合っていられないのです。やってるうちにどうでもよくなってしまうのです。あくびばかりの連日でした。

このように、本当に体力があるという人は、太陽が沈んで暗くなると眠たくなるのが本当なのです。起きていられないのです。ですから夜遅くまで起きている人が元気と思っている方がいまでも沢山いらっしゃいますが、それは大変な大間違いなのです。「体力がないから寝られないだけ」というのが本当のところなのです。胃が弱ると体のリズムが狂うのです。

体の中の昼と夜の体内時間がズレているのです。回復力を縁と運に変える力を発揮する寝る時間は遅くても21時です。睡眠に最適なこの辺の意識を変えられて日常生活をちょっとだけ変えるだけで相当に健康になることは間違いありません。

3秒で寝る人も睡眠不足？

あるデータでは、枕に頭をつけると、３秒であっという間に寝てしまうという人も睡眠不足だという説があります。たしかに寝るのですからはやく眠ることが必要だということは確かだとは思います。しかしこのようにすぐ寝られる人は、過度な疲れの人だと言えるのではないかと私は感じております。

このすぐに寝れるという人の特徴でとっても、面白いと思われる傾向があります。それは、ものすごく心配性で神経質な人たちなのです。ちょっと湿疹が出ただけでも「これはガンではないか」と心配し、大便が1日でないと言っては大腸ガンじゃないかと心配し、胃が張ったと言って驚き、もうそれはびっくりするほど心配症なので、この人は毎晩病気のことばかり心配して寝られないんだろうなーと思っていたのですが、実際は全く逆で枕に頭をつけたらすぐ寝てしまう。それも朝まで一度も起きないなどというのです。本当に色々な方がいます。単に心配し過ぎて疲れてすぐに寝てしまうのではといつも思っています。

どちらにしても普段仕事が遅くなって寝る時間が遅い皆さんは、週末こそいつもより何倍も寝ることで相当に疲れは解消されるものです。そして眠たいときにはタップリ寝るという習慣も必要な時代が来たのではないでしょうか。

5　正しい睡眠を取れば、認知症・ガン・更年期を防ぐことができる

あなたが避けたいのはガンそれとも認知症？

この点も間違いなしに減少します。その理由は深い睡眠を司っている腎臓というものは、余った元気が背骨の中の脊髄液となり、さらに昇って脳の栄養になっていきます。正常な脳を完成させているのです。その点では認知症もかなり減少し、基礎体力も向上するわけですから、免疫力も高まります。また腎臓というのは婦人科についても同じグループとして考えていきます。

したがって、更年期障害などもかなりの確率で減っていくはずですし、治療して簡単に治っていく段階にまでいきます。というより更年期障害そのものがなくなるのです。正しい睡眠は病気知らずの充実した毎日になるのです。まずは正しい睡眠で胃から丈夫にしましょう。胃丈夫は腎臓丈夫につながります。

正しい睡眠をとるということは、若返るということでもあります。若いときはいかがでしょう。多少の疲れは食べて寝れば治ったものです。若いうちは病気になっても、年配の方に比べると非常に治りも早いのです。この点から考えても病気はかなり減り、社会保障で医療費についてもかなりの削減ができるのです。たった1回だけ病院に行く回数が減っただけで、全国レベルで考えてみま

すと、それは天文学的な数字になるのではないでしょうか。消費税を上げることよりも睡眠に力を入れたほうが、相当の財源ができると、将来の私たちの年金も上がる可能性は非常に大きいのです。

6　自然界が皆さんの健康のために求めている最高の睡眠時間

シアワセになる「春夏秋冬の睡眠時間」

・春は「朝は早く起き、夜も早く寝る」。
　春の期間は、２月４日前後の「立春（りっしゅん）」～
・夏は「朝は早く起き、夜は遅く寝る」。
　夏の期間は、５月５日前後の「立夏（りっか）」～
・秋は「朝は遅く起き、夜も遅く寝る」。
　秋の期間は、８月８日前後の「立秋（りっしゅう）」～
・冬は「朝は遅く起き、夜は早く寝る」。
　冬の期間は、２月４日前後の「立春（りっしゅん）」～

朝起きを早くという時間の基準は、朝の６時を基準にしています。ですから「朝６時よりも早いか遅いか」ということになります。

夜寝るのが早く速くという時間の基準は、夜の６時を基準にしています。

これが自然が求める人間も含めて動物も、植物も、道ばたの虫たちも、石ころも健康になれる睡眠の時間なのです。寝る時間については、現在の私たちの生活から見て現実的ではないですので、自然の道理から計算してみました。許せる範囲をご紹介します。その時間は夜の8時です。

夜の8時前に寝るのが早く寝るということで、夜の8時以降寝るのが遅くということになります。ただし、夜遅くてもよいといえる限度は夜の9時です。それ以降の睡眠は内臓の働きが非常に悪くなり、若さを著しく低下させてしまいます。基本的な寝始めの時間と各季節ごとによる寝起きの時間を考えていかなければ、実年齢よりも体力が落ちてしまい、その結果として著しく老化が進みます。

明日の運勢までも変える「21時〜3時」までの睡眠時間の効果

1年に春夏秋冬の四季があって、春と夏はすべてが成長し、秋と冬にはすべてのものが終息に向かい来年の準備のために大切な種（人ですと来年の健康のための体力・回復力）を残します。

それと同じことが、1日の時間帯でも自然界の摂理は働いています。

そこには、四季と同じように1日の時間の中でも、睡眠時間の重要性がわかってきます。

それは「毎日の積み重ね」が1年になるからです。

3時〜　9時　↓　体も心もすべて動きはじめる時間。（春と同じ性質）

9時〜　15時　↓　体も心もすべて動きが最高潮の時間。（夏と同じ性質）

15時〜 21時　↓　安静を好み内面の充実する時間。（秋と同じ性質）
21時〜　3時　↓　疲労回復と、明日への英気を養う睡眠時間。（冬と同じ性質）
これが私たちの健康な毎日を過ごすための時間割です。
それで、今回の本書のテーマであります「睡眠と疲労回復と健康」という時間は、冬に相当する「21時〜3時」が最も重要なのです。

この時間にはもっと重要なことが隠されていた

結論から言いますと、
「体の中の内臓などは0時から動き出します」
「体の外の筋肉などは3時から動き出します」
ということなのです。

東洋の医学つまり自然科学では、内臓の元気は太陽によって運営されているとみます。そしてこの0時という時間は、ちょうど地球の裏側である南半球のほうから太陽が昇り始める時間なのです。これに私たちの体は敏感に連動していたのです。

ですから、寝る時間が0時過ぎてからではまったく遅すぎなのです。

疲労回復には縁遠いのです。病気になってどんな名医のところへ治療に行っても治療効果は出さないということになるのです。それどころか、自分の体力をさらに消耗して、ただの疲労から病気の領域に足を踏み込んでしまうのです。これを私は「体力の借金状態」とよんでいます。

ですから同じように寝たとしても0時よりも少しでも早く寝た時は、次の日は疲れが軽かったという経験はあるのではないでしょうか。0時を過ぎるとやはり疲れは倍増します。

同じように、お酒を飲む機会もとても増えています。

0時前で宴会が終わったときと、0時を過ぎてしまったときでは、次の日お酒の残り方が変わってくる体験というのは誰しも感じているのではないでしょうか。ですから0時というのはとても大切な時間だったのです。

それは、21時から3時までの睡眠時間が私たちの健康の根幹になっているのです。最近は7・5時間寝れば十分というお話をよく聞きますが、「寝始めの時間」については触れられていません。0時を過ぎても7・5時間寝ればいいよ、などと言っている方も多いのですが、「睡眠の質」が全く違ってくるのです。「人間の質」に違いがでるのです。一級品とはね品ぐらいの差がでるのです。疲労回復する力も、病気を治す力も、そして若さも一段と落ちて老化をさらに加速させてしまいます。

ここに興味深いデータがあります。なんと日本人の睡眠時間が世界で一番短いというデータなのです（図表1）。これには正直驚きました。

1975年ごろは、8時間たっぷりとれていたようです。

最近は、この影響が子どもたちにまで及んでいるようです。しかしこれはあくまでも平均値です

【図表１　世界の睡眠時間の差】

国	女性	男性
日本	7時間36分	7時間41分
韓国	7時間42分	7時間52分
アメリカ	8時間42分	8時間29分
カナダ	8時間27分	8時間13分
メキシコ	8時間08分	8時間16分
フランス	8時間33分	8時間26分
イタリア	8時間46分	8時間40分
スペイン	8時間34分	8時間30分
フィンランド	8時間34分	8時間27分
ニュージーランド	8時間49分	8時間42分

ので、実際に働いている皆さんは現実は4時間から5時間ぐらいの皆さんが私の周りには非常に多く見られます。

女性の場合は、さらに家事や週末などの休日においても家のことなどを行うケースも非常に多いですから、睡眠不足の影響は深刻と言えます。

慢性的に睡眠不足を起こしていると、毎日の疲労感は取れず意識の低下も招きます。

寝不足が続くと脳から出る成長ホルモンなどが低下して、疲労回復ができず、さらには女性にとっては深刻な太ってしまうという体の状態になってしまいます。

睡眠不足が続くと睡眠障害というところまで行ってしまいます。

そのときに心配なのが「生活習慣病」と呼ばれるものです。高血圧や糖尿病、そしてひどいときには、少し危険な「無呼吸症候群」などと呼ばれる睡眠の時に息が止まり、最悪の時には死に至る」と言うものです。

こうならないために、21時から3時までの睡眠をしっかりとっていると、多少の無理は効きます。たとえ色々な症状があったとしても、回復力がついてきますので治療しても治りやすく、毎日を快適に過ごすことができ、将来も明るくひらけてくるのです。

誰しも「認めてもらいたい」というのは人情です。睡眠によって迫力が増して存在感があふれ出てきます。そして行動力が芽生え始めて社会でも活躍でき、意欲が旺盛となって感情で行動している自分から抜けだし、質が問われる現代の波に自然に乗れるのです。それが睡眠の本質なのです。

7　「楽なこと」「便利なこと」を減らせば健康になる！

昔の人といまの人の体質はまったく違う

現代人は本当に疲れています。そして体力が落ちているのです。

私が日々の治療を行っていて、最近の人はとても体力が落ちているなあと感じたのは今から約40年ぐらい前のことです。世の中はバブルの絶頂期ですが、弾ける少し前の時期と言えます。そのときに同時に感じたことは「心の時代が来るな」ということでした。

つまり精神的なことが健康と非常に関係が強くあるなと思いました。世の中はとても敏感です、そのときに流行りだしたのが自律訓練法とか瞑想法とか外国では脳科学を基にしたイメージ療法・潜在能力などの開発と呼ばれるものでした。

そのときに、体の病んでいる部分的な治療ではもう駄目な時代が来た、やはり日本でも古来から行われていた、体も心も脳の働きもすべて総合的に見る伝統的な医学に戻るべきだということに確信を持ったのをいまでも覚えております。

昔は現在のように、仕事をするにしても便利な機械はまだまだの時代でしたし、どこかへ移動するにも交通機関はまだまだ不便な状態でした。

ほとんどの仕事は、手作業が多く、どこへ移動するにも自分の足で歩いて移動することが多い時代でした。手作業をすることによって脳が活性化し工夫する能力もありました。どこへでも歩くことによって、足腰は丈夫になり健康でいられたのです。ですからたとえ病気になったとしても、家庭療法で意外と簡単に治る時代でもあったようです。

しかし最近はすべてが便利になり、必要なものはほとんど手に入るようになりました。

つまり不便とか楽でないものがないと言えます。

ですから最近患者さんによく言う言葉の中に健康になりたければ「不便なこと」「楽でないこと」を選んでくださいと言っています。

生活する上において「楽なこと」「便利なこと」というのは病気になったときだけでよいのです。そのときはたしかに非常にありがたい時代になったと言えます。

しかし社会の経済は、便利なもの・楽にできるものをつくり出して、生活を成り立たせています。いわゆる私たちの欲望を高めて経済を活性化しているのも事実です。ここに感情や欲望が動き精神的な病を引き起こす一因が生まれてきたのです。

これからの時代は、そのような感情や欲望に振り回されない本当に必要なものだけを選択する知恵と、便利と楽から生まれてきた体力の低下に目を向けなければならない時代に突入してしまいました。

このような視点からも、やはり睡眠というのはこれからの時代でとても重要な位置づけになってきていると確信できるのです。

だから健康になりたいと思って、たくさんの健康法に取り組んでも、「健康」と「不健康」の基準をどこに置いたらよいのかわからないというのも事実です。

症状がなくなったから、あるいは症状がないから健康だというのは、実は大間違いなのです。結論から申しますと、症状が取れた段階が「半分の健康の状態」なのです。そして今は症状が取れたことを健康だと言っています。

症状には現れていない体の中の状態を把握しなければならないのです。

私たちの体力の状況というのは、大きく見ますと６段階に分かれています。

そして最初の１段階目から３段階目までが、あまり自覚症状がなく、単なる疲れた状態で、回復力もまだ残っていますので、自分の周りにある方法で自分で治せる段階です。食べたりお風呂に入ったり湿布を貼ったり睡眠を取ったりすることで、自分の体の中で自動的に回復できる状態です。

しかし４段階目に入りますと、そうはいきません。自分の体の中だけでは疲労は解消することができなくなり、色々なところが痛くなったり痺れたりと言った自覚症状が出始めます。疲れの段階から病気の段階へ一歩足を踏み込んだ段階です。

この段階に入ってきますと、やはり医療の専門家の力を借りなければ回復できない状態になったということです。

そんなときに私たちはたくさんの健康法に挑戦することになってくるのです。

これらの６段階の症状を改善していくために、やはり根底には睡眠というものが存在してきます。

軽い段階の1段階目から3段階目においても、本来は意外と簡単に治るのです。ところがきちんと睡眠が取れていないと効果は発揮されません。

またさらに進んで専門家の手を借りなければならない状態になったとしても、いくらよい治療を受けても、睡眠がきちんと取れていなければ、決して治ることはありません。それはザルに水を開けたようなものだからです。

症状の程度によって、取り組み方次第で効果も変わってくるのです。専門家と一緒に協力しあっていかなければなりません。

睡眠は回復力を高めて、毎日を充実させるためにあるのです。回復力は若さの象徴なのです。回復力は前述したように自然の流れの中で生き生かされていることを意識することにあるのです。

日常生活に関係するほとんどのことが、機械やIT技術の進歩によって、不便や不自由が便利と自由にすごい勢いで変わってきている現在ですが、不便さ不自由さも大事にしたいと常々思っています。便利さ自由さ一辺倒では、不便さ不自由から抜け出す工夫や忍耐力に欠けてしまう恐れも当然出てきます。さらには「あって当たり前」という落とし穴にはまり、依存症の人格が横行するのではと思うのです。ですからあえて不便さを残すことも、時として必要なのではないかと感じています。「適度な不便が一番幸せ」と言われるように、不便さ不自由さがある故に、ちょっとした便利さ自由さに感激と感謝が生まれます。便利さ自由さの中に適度な不便と不自由があることが、それ以上に心落ち着く感覚と毎日の生活が送れるのでしょう。自由に仕事を選べる時代なのに「自分には何が向いているのだろう」と迷い続けている学生たちも増えているのも事実なのです

第4章

大切なストレスは逃がさない
最強の睡眠体質をつくる法

1　ストレスがないことくらい危険なことはない

ストレスが免疫力を高める

ストレスという言葉はなんとなくよくないイメージを連想させる言葉の代名詞になっています。そして世の中には、そのストレスをなくするために「ストレスの解消法」とか「ストレスの克服法」など溢れています。

しかしストレスをすべてなくしてしまったら、大変なことになってしまうのです。それは自分で考えたり、判断できなくなって「自分を見失い、周りの意見に洗脳」されてしまうようになってしまうのです。

「ストレス」の本当の意味は「外的要因により引き起こされる歪み」に対する「適応メカニズム」のことです。「歪み」そのものではなく外からの刺激である「外的要因」を指す言葉です。

ストレスに関する興味深い実験があります。この内容は心理学をされている皆さんや医療に携わる皆さんはすでに誰もが知っている実験ですので、皆さんにも是非ご紹介したいと思います。

カナダの心理学者ドナルド・ヘッブが、1951年に行った「ストレスの全くない状態の実験」です。「すべての感覚を遮断する」というものです。

具体的な方法は、実験の対象者を光も音も臭いもない実験室で、80～90時間の間拘束するというものです。そのために目には半透明のゴーグルを付け、手には厚手のグローブを付けさせて、とうぜん耳も塞ぎました。

その実験の結果がどうなったのかと言いますと、最初はストレスがまったくない状態でいたところ、実験を受けた対象者は「ストレスに対する抵抗力を失ってしまう」ことを発見したのです。さらに、その後実験を受けた対象者は「注意力が散漫になり、思考力が衰え」てしまいました。この状態ですと「他人の思考がそのまま頭の中に入り込んで、定着してしまう」という結果が出たのです。つまり「周りの人から簡単に洗脳されてしまう」ということです。これは非常に怖いことでしょう。

ですから、ストレスは私たちが日常生活を営んでいく上で絶対に必要なことだということが理解できます。当然そこには適度のストレスということはいうまでもありません。ストレスというのは、運動選手に例えるなら基礎トレーニングと同じということになります。

ストレスがない状態を絶対視するということは、基礎練習も全くしないでバッターボックスに立って「ホームランを打て」と言っているのと全く同じことになります。そんなことできるはずがありません。資格試験を受けるのに全く勉強しないで１００点を取って合格しようなどと言っているのと変わりないのです。

ストレスをまったくなくする努力に終始すると、病気に対する免疫力がとても低下し反って病気になりやすく、さらに治りづらくなってしまい輝きがなくなってしまうのです。

2　でも思い込みによるストレスで悩んでいる人もいる

不安感が思い込みを生んでいた？

先のカナダの心理学者ドナルド・ヘッブの実験は、目や耳鼻そして手などの皮膚からの感覚を断ち切ることによって知ることのできた結果です。しかし人間というのは、便利な脳が発達していて、時としてそれが災いの種になることがどうしてもあります。それが「頭で考える思い込み」です。

この思い込みがストレスになる人の特徴は「すべてのことは一定で安定している」という思い込みです。近年特に増えてきたような気がします。

例えば、外の気温は1度下がると「今日は寒さを感じるんですと泣き出す」、だからといって逆に気温が1度上がると「今日は暑く感じて困るんですと泣き出す」というものです。最初に寒いと言っているのですから、気温が上がって暖かくなったら喜んでもいいのではないかと思うのですが、どうも違うようです。

つまり「何かに感じること自体がストレスになっている」のです。何にも感じないことが正常で、何かを感じると不安になりストレスになるのです。客観的に判断できずに、主観的感情的に理解していくということなのです。客観的に理解すれば、気温が1度上がれば暖かくなるのは当然です。気温が下がれば、寒く感じるのは当然のことなのです。そのとき体の中では寒いと感じれば、当然体温を保護するために暖かくなってきますし、暑いと感じているのであれば、体の熱を逃がして体を冷ましてくれるように、私たちの体は本当に便利にできているのです。その体温調節ができない範囲であれば、これは簡単です。寒いときは服を1枚多く着ればいいのです。

暑いのであれば服を一枚抜けばいいのです。それらをやっても解決できない人は、初めて専門の先生のお世話になればよいのです。このような皆さんは夜になって、布団の中に入って静かになると、悶々と悩み続けて睡眠不足となり、余計に体調を崩されてる方が多いようです。

私もそうだと感じている方もいるのではないでしょうか。このように皆さんは、客観的にものや状況を判断する練習をされるとよいのです。そのことによって、ストレスは激減し健康になっていきます。

また感じること自体にストレスを感じ、客観的に見られないで困っている皆さんがおります。それは特に中高年の皆さんによく見られるのですが、体中、たくさんの症状があるわけですから当然苦しいのです。しかし治療していくうちに、10個あった症状が9個の症状が取れて、残りの症状は1つという段階です。このときに「今日はいかがですか」と聞くと、「全く変わりません最初のままです」という方が時々おります。この場合は、よいところには全く気づかず、たった1つの悪いところにだけしか目が全く向いていないのです。

私たちの場合は直接病んでいる場所を手で触れて確認しますので、客観的な事実と主観的な訴えとの違いははっきりと理解できます。

しかし最近は機械を使った検査のみと患者さんの訴える症状によってのみ、薬の量を増やしたり強い薬を使ったりするという現実ですから、誤った診療につながっていくことは間違いありません。そういう人に限って「私は薬は嫌いですから飲みません」などと言って本当に飲まない人がいます。これはさらに誤った診療につながり、病院などを転々とする厄介な患者さんとなっていくわけです。

これも私のことかなと感じた皆さんは「よいところを見つける習慣」あるいは「よい面から考えるとどうだろう」という習慣をつけていきますと、ストレスはなくなり、夜はぐっすり眠れるようになり、体調は相当によくなっていきます。

3 ポジティブなことばかり探しているために起こるストレス

反対側から見る習慣が大事

現在はこういう皆さんが非常に多いです。それは教育や連日目や耳から入ってくるテレビや新聞マスコミなどの影響が非常に強いと思います。悪いことを探す天才ですね。いわゆるポジティブを肯定し、ネガティブな部分を排除するという姿勢です。自分に合った健康法を探すにしてもよいものを探しているというよりは、悪い排除するものを探しているという感じにどうしても見えます。

蒸留した無味無臭の水は本当に美味しいでしょうか。いや、色々な成分が混じっているからおいしいのです。

これは欧米型のマーケティングでもやってるような感じを受けます。得なものは受け入れて、損するものは切り捨てる差別的な発想です。

ポジティブとか、ネガティブは条件が変わればすっかり変わります。コインの裏と表のようなものです。天気の日がよくて、雨の日は悪いでしょうか。天気の日は確かに畑の野菜もしっかり育ちます。しかし雨が降らなかったら全く育ちません。私は本当のポジティブとは「ポジティブと、ネガティブの両方を受け入れられること」と考えています。

ポジティブだけを受け入れるのはネガティブです。善悪の区別をつけるだけで、知らないうちに自分の中にストレスが生まれてきています。

4　ストレスの大半は眼からの情報だった

過剰なストレスを生み出す原因となる、目や耳などの情報量は

これは色々なところでデータが出されていますが、傾向としてはほとんど変わりがありませんので次にご紹介します。

視覚（目）83・0％～87・0％
聴覚（耳）7・0％～11・0％
嗅覚（鼻）3・5％

触覚（皮膚）1・5％

味覚（舌）1・0％

目からの情報と耳からの情報が圧倒的に多いことがわかります。元気で丈夫なときはこれらすべてから入ってくる情報は、自分の体や心を磨くための大切な感覚であり気づきにつながるのですが、逆にストレスが多く疲れている場合は、目からの情報や耳からの情報は、しばらく遠ざけてゆっくり休養を取る必要があります。

「嫌なものを見ない、目を疲れさせない、嫌なことを聞かない、耳を疲れさせない」というのがポイントです。目を酷使するパソコンの業務あるいはスマートフォンの普及によって、目が非常に疲れますので、私たちの体は大したことないことでも意外にストレスに感じてしまう場合もとても多いのです。

また耳からの情報としては、最近私のところに多いのはオペレーターの仕事をしている皆さんです。これは非常に疲れます、東洋医学では耳というのは腎臓の元気の入ってくるところ、つまり睡眠の根幹に関わるところなのです。十分に注意したいところです。

こういったところから、日本の仏教のことわざの中にとてもよい言葉があります。

「見ざる、聞かざる、言わざる」という名言です。悪いものは見ない、悪いものは聞かない、悪いことは言わないという意味です。

これはとても理想的な状況なのですが、実際に家庭の中に入りますと要求されることは（奥さんに)、「見れよ、聞けよ、何か言えよ」です。理想と現実のバランスをとることも重要な課題のようです。

ストレスになっても眠れる範囲に課題を設定しましょう。

5　健康法探しが気づかない内にストレスになっている人

病気でも日常の何に対してでも、異常に執着している人

「病気の情報ばかり集める人」が病気を呼び込む傾向にあります。一見健康のことに注意されて、とてもよさそうに感じるのです。

しかし、そこには大きな落とし穴もあります。例えば、近年病気のトップになっている「ガンの病気」などがあります。テレビや雑誌はもちろんのこと、書籍、あるいは夜も寝ないでネット上をガンにならないための情報を探し続けている人たちを時々見ます。色々のガンの治療法を本当によく調べています。極まってくるとスピリチュアルな方法・加持祈祷・巷の有名な占い師さんのところへ毎週のように通っている驚くような方もいます。

ガンにならないために注意することはよいことなのですが、やはり程々にしたほうがいいです。それはガンという言葉が潜在意識に根付いてしまい、逆にガンを引き寄せてしまうのです。

このときに自然界の気象では湿度の影響を強く受けています。湿度の影響を強く受けると、体の

働きは緩み低下してしまいます。このような人たちが引き寄せる症状が胃の不調であったり、乳ガンであったり、膝や股関節の痛みなのです。思い悩むという感情は湿度と波長が同じのために、私たちの体では同じ波長の胃・乳房・ひざ関節の不調となって現れてきます。

他の病気でもまったく同じです。異常に執着していると、どうしても気になっている「同じ波長の病気」を引いてきてしまうのです。それは病気に限らず、日常のできごとすべてに当てはまります。結果として思い悩みが酷くなり体調を崩してしまっている方がとても多いのです。

自分以外の考え方を受け入れられないストレス

たしかに有毒な食べ物や、自分には合わない運動法などは当然避けるべきです。一般的によくないと言われる物は、人間の知恵として当然避けるべきです。しかし、すべてを避けるのは大間違いです。避ければ避けるほど、それに対して抵抗力がなくなり、免疫力も低下するのです。そうなると普通ですと問題のないレベルでも、何でも過敏に反応してしまい、体の不調を引き寄せてしまうことになるのです。

同じようなことが、私たちの日常の生活の中でも多く見られます。

私たちもポジティブなものばかりを求めて、ネガティブなことを排除します。仕事でも自分の好きな仕事はしますが、気に入らないものはしない。それどころか耳を貸さない、最後にはパワハラだなどというのは典型的な形です。つまり「自分以外のものを受け入れられない」という小さな器の人間が完成してしまますので、常に何に対しても不平不満ばかりです。

ちなみに仕事という場は「自分と違った価値観を学ぶ場所です」。そして「共同で１つのことを成し遂げる場」です。自分を磨き輝かせるその絶好のチャンスを逃しています。

この点から考えますと、健康のために行う毎日の適度の運動と同じで「人としての基礎トレーニング」とも言えます。このように「あの食べ物は体に悪いのでは」「こういう環境はよくないのでは」といつも気にしている患者さんには「病院の手術後に集中治療室で監視を受けている患者さんであれば、それは正しいと思いますよ」と言います。

このようにすべてのことに、よいこと悪いことなどの善悪の判断をつけて、常に考えたり行動したりしている方というのは、自然界の気象では秋の季節と同じ乾燥して涼しい気象によく反応している人に多く見られます。

そのような人は風邪をよく引きやすく、喉や鼻そして皮膚のトラブルが非常に多くなってきます。ですから美肌や最近皮膚の状態が気になっている皆さんは、よいこと悪いことの区別を少し休まれて、冷静に客観的に見る練習があると、大いに自分磨きになって行きます。よいことだけをえらぶ人、キライなことは避けることが多い人は、逆に病気が追ってくるのです。

鍛えれば効果のあるストレス

几帳面すぎて運動などでも「義務的」になって、それがストレスになっている人も健康を損ねてしまう方です。毎日2万歩歩かなければいけないとか、あのテレビでこう言っていたからやらなければいけないなどという皆さんです。義務的に無理してやっている健康法になりがちですので、自分の毎日の体の調子に合わせてすることが大切と思います。

このような皆さんは、自然界では風に反応しやすく、私たちの体では肝臓の元気と波長が合い、筋肉や神経などの痛みや、手足が突っ張ったり、目が非常に疲れる人に多く見られます。精神的にはイライラしたり怒りっぽくなったりします。現在はパソコンの業務や日常ではスマートフォンなど多く、目がとても疲れ首や肩の筋肉が凝りますので、それらを控えめにすることによって少しは軽くすることができます。この目安が「へその周りの動悸」48ページです。このときは運動をすべて中止にして、休養と養生に努めましょう。

どの治療法も合わない・治らないのストレス

せっかくよい治療法にめぐり会っても、寝ない人は絶対に「合わない」「治らない」と断言できます。現在は日本中を回ると、世界中の治療が受けられます。そのぐらい幸せな国になっています。それに引き換え、せっかくよい病院や治療法に巡り合っても、転々とする人を多く見受けます。たしかに1日でも早く元気になりたいという気持ちはよく理解できますが、逆にそれが裏目に出て、すべてが中途半端に終わっている方も多くおります。

このような皆さんの根本には、1つ目に「欲」に負ける自分。2.つ目に「不安感や恐怖感」が心の深いところにある方です。これらの原因で「志」がすぐに揺らいでしまうという特徴を持っています。

この志の弱い人は、冬の寒さに相当する腎臓や婦人科などの元気が弱い方で、足腰が弱いのが特徴です。さらに志が弱く、体では足腰の弱くなる方の原因は何かというと、睡眠に問題のある方がとても多いのも事実なのです。欲と不安感・恐怖感のコントロールがシアワセに導くのでしょうね。

日常のできごとでも志をつよくしようと思ったら、先ず足腰を丈夫にして、しっかりと夜は早寝をすると効果大なのです。資格試験には欠かせない技です。

症状は感謝のサインと知る

私たちの体に感じる症状というのは、健康状態へ戻そうと自分の体が命がけで戦ってくれている反応です。若い時は体の中で自動的に調整されていくので、これらの症状はあまり感じないのです。40歳を過ぎ始めますと当然のように体のほうは少しずつ衰えていきます。それで反応を自覚できるようになって来るのです。

寒いときは異常に寒さを感じたり、暑いときは異常に暑いと感じたり、乾燥したときにはすぐに肌がカサカサになったりと気がつき始めます。でもそれはすべて自分らしい方向へ戻してくださいというサインなのです。症状や病気になった時こそ「自分の体に感謝する」などと言われていますが、これがその理由なのです。

そして大切な塊の成長の「気づき」のトレーニングになるのです。

6　東洋医学における「適度」とは

すべてのことに当てはまる「腹八分目」

東洋医学ではそれに例える言葉として、代表されるのが食事の量です。いわゆる「腹八分目」というのがそれです。これは仕事に限らず、日常のすべてに当てはまる知恵です。つまり自分の力の8割だけ出し切ることです。これが基本的に適度な疲労となり、快眠の状態を得ることができるのです。

それでは残りの2割が勿体ないのでは、もっと目一杯やるのが人の道ではないのでは、と真面目な人ほど思ってしまいます。しかし、もし2割の余裕がなかったら、大事な人や家族が病気になったとき駆けつけることも、満足できる看病もできるでしょうか？　もし大事な仕事が入ったとき、ギリギリまで寝ていたらどうなるでしょう？　せっかくのチャンスが来たときはどうでしょう？

食べることに関しても、腹八分目を越えてお腹が苦しいほど、めいっぱい食べたらどうでしょう。子どもでしたら、お腹を壊し食べたものを吐いてしまったり、、大人でしたら消化不良を起こして胃腸を壊して、大事な仕事や旅行もうまく行かなくなってしまいます。下痢をすることもあります。

東洋医学である予防医学では、80点が実は「１００点満点」なのです。それを超えて自分の体力を使い切って頑張ってしまうと、せっかくの仕事も恋愛もがうまくいかなくなるのです。仕事の最終のチェックであったり、関係機関への連絡や調整、突発的な変更であったりと、そのようなところに対応できなくなるのです。しかし2割だけ残しておけば、余裕がありますので、急なできごとにも完璧にこなすことできるのです。

自分の体にとっても、次の日も同じように、最高の仕事を張り切ってすることができるのです。これが結果として、自分も大切な人にも会社にもとても励みになるのです。未来の素敵な仕事に繋がっていくのです。最初からすべての体力を使い切って仕事をしてしまいますと、仕事の能力というものが必然的に低下します。自分の体も非常に大変ですし、仕事自体も、人間関係もミスが増えて質を落とし信用を落とす原因にもなってしまうのです。

完璧な人生を送りたいと思うのであれば、毎日の時間や労力は8割にすべきなのです。そうすることで毎日コンスタントに目標に向かって進むことができます。緊急事態はもちろんですが、せっかくのビジネスチャンスや良縁に出会うための、心も体にも余裕を持って時間を費やすことができなくなります。たとえ時間を割いてそのようなチャンスの時間をつくったとしても、くたびれて元気のない顔色や会話に魅力を感じるはずはありません。

残りの2割には、さらに深い意味もあります。残りの２割は未来の夢を実現するための唯一の時間であり、場であり、目標の部分であったりするのです。毎日の生活の中ですべてを使い切ってしまうと、それだけで精一杯で未来への夢が見られなくなるのです。

マーケティングの世界で「80対20の法則」などというものがあります。これもまったく同じです。

仕事は20％の人で80％の仕事を実際はしているという意味です。

東洋では自分を大切にする80を中心に説明していますが、西洋のほうでは逆に仕事など20のほうから論じています。

東洋の場合は、まずは自分を充実させることが全体の役に立つという視点なのです。

それに対して西洋の20を中心とした考え方というのは、会社や経営者の立場から見た全体の仕事の流れを言っています。両方とも上手に使い分けることによって、無駄な疲労は少なくなり適度な仕事環境や生活環境が整います。そのことがストレスをなくし、安心を得て快適な睡眠につながり、明日の活力につながっていくことは間違いありません。

疲れを自分で回復できる範囲を、この80対20で深読みしてみますと、「5日に1回」の夜更かしであれば、自分の力で回復できるということになります。しかし5日の内、2日間夜更かしをした3日間夜更かしをしたという場合には、それは自力では疲労は解消できない体力となるのです。この点も参考にされると、非常に充実した毎日を過ごすことができるようになります。

7　暗くして寝るのが鉄則

心も体も感情のコントロールまでもできる

この寝るときの方法としてたくさんあります。例えば、豆電球程度の明かりがあったほうが眠りやすい、あるいはカーテンを開けて寝ましょうなどです。これらはすべて正しいと言えます。しかし予防医学の視点で考えますと、睡眠不足が心や体のほうまで、どの程度まで影響しているかによって使い分けが必要となってきます。

例えば、精神的に夜暗くするのが怖くて眠ることができない人にとっては、豆電球程度の明かりがあることで安心して眠りにつくことができます。

また肉体の睡眠のリズムが狂うことで起きている疲労を解消するための睡眠については、カーテンを開けて寝ることによって、朝の太陽の光を浴びて体の中のタイマーはリセットされて睡眠不足は解消されていきます。軽い人向きですので、おすすめはできません。

しかし東洋医学の場合は、もっと深い疲労の回復力の元になっている、体の中の内臓の元気まで回復して疲れない体、あるいは若いときのような体の状態に戻すというところまで考えています。そこまで考えるとなると、寝るときは真っ暗な状態が体のすべての部分を休めることにつながり、元気な自分をつくることができるのです。そして結果として、どういう状況でも寝ることができるという段階を治療の方針としているのです。

真っ暗な状態というのは、睡眠の根本の内臓である腎臓がとても喜ぶ状態なのです。現代人は体の心底から疲れて体力が不足していますので、根本的にこの睡眠を解決して毎日の疲労を解消されやすい体をつくり上げていくということで、基本的には寝るときは真っ暗な状態が非常に好ましいのです。どうしてもカーテンを開けて光が入ってきますと、体というのはその光に反応して、意識はしなくても体の中の気は動き出します。動き出しますと、夢を多く見るようにどうしてもなってきます。夢が多いときというのは、基本的に眠りが浅いときなのです。

8 適度な疲労と快眠の3つのポイント

適度な疲労が快眠につながる

「朝お腹がすいて目が覚め」「そのときに前日の疲れがすっきり」と取れていて、「今日もやろう」という気持ち」になっている状態。この3点に尽きます。

仕事なので寝るのが遅くなると、必然的に食事やおやつなどを食べる時間が遅くなるために、朝目が覚めたときにお腹が空いていない状態になってしまいます。夜中お腹を休めることがありませんので、同時に身体全体も疲れてしまいます。

朝起きて、前日の仕事での疲れが取れていることは非常に理想的です。

しかし寝る時間が遅くなったりすると、当然体力の回復が望めなくなり、朝目覚めてスッキリというわけにはいかなくなりますし、たとえ寝る時間が十分取れたとしても、前日までの仕事の量や質が自分の体力の限界を超えていた場合には、やはり一晩寝ただけでは疲れは取れることがなくて、目覚めがすっきりということにはなりません。

前日までの仕事が自分の体力を超えて加重にならず、さらに睡眠をしっかり取れた場合は疲労はすっかりと解消され体も心もすべて元気になってきますので、今日も頑張るぞという気力や意欲が自然に湧いてくるものです。

いまの時代は仕事に限らず、朝起きて通勤の段階から目に飛び込んでくる情報は非常に多くなり、すでに脳で処理できる情報の量を超えています。人の波そして建物や看板など多くの情報とともに、多くの危険も背中合わせです。

そのような前提の中で仕事をしていくというのは、さらに疲れが増す原因にもなっています。これからの時代の理想としては、自分の体力にあった仕事であったり仕事の量であったりというのが理想的な時代となってきています。

ですから現在は決して仕事だけの疲労ではないのです。日常生活すべては複雑化してさらに色々の価値観の人がいて疲労が過ぎ、過労となって不眠の原因は広範囲に広がっているのです。

適度な疲労と快眠の関係は「朝お腹がすいて目が覚め、その時に前日の疲れがすっきりと取れていて、今日もやろうという気持ちになっている状態」この3点がとても大切です。

9　上から目線で見ると、シアワセに気づく

疲れを残さない睡眠体質をつくるのを邪魔をしてしまうものがもう1つ

それは極論を言うと人間であるがゆえに起きてくるものです。

それは「色々の悩み」です。せっかく寝ようと思って布団に入っても頭の中には、尽きない悩みが頭の中をぐるぐるめぐり始めます。「どうして私だけが仕事で叱られるのだろう」「どうして私だけがこんな病気になってしまうのだろう」「どうして私だけがこんなつらいことばかり次から次と起こるのだろう」などなど限りなく悩みは尽きないものです。どうして私だけが、どうして私だけがから抜け出せないのです。これは比較的真面目すぎる人に起こりがちな傾向とも言えます。

この悩む原因の意識をするかしないかは別として、知らないうちに人と比較をしているというのも1つの原因にあります。

あの人は元気なのに私はこんな病気になってしまった。なぜ？　こんな感じだと思います。一晩中考えていて朝まで眠れなかったなどという人は常にいます。

落ち込んだときは、自分よりも下の人たちをじっくりと観察しよう

「自分より下の人って、何か見下しているように聞こえるんですけれども」と言う声も聞こえてきそうですが、それはまったく違います。

病気を例にちょっと考えてみましょう、例えばもしあなたが交通事故や不慮の事故で車椅子生活になったとしましょう。そんなときは当然のように今まで自由に走り回っていたりしたわけですから、ショックでショックで耐えられないでしょう。

このような生活になったこと自体にも悩むでしょうし、これからどうなるんだろうと悩むのも当

然です。そして未来への希望もなくしてしまうのも当然と思います。

そういう状況になったときに、私が常に患者さんにお話していることは、ちょっと時間をつくって、病院や介護施設に見学に行ってみてくださいと進めます。

そこには、果たしてどういう人たちが入院しているでしょう。

体の自由が全く効かず、寝たきりの人。脳溢血などで言葉も喋れなくて痛い場所も伝えられない人、手も動かせなくて、自分でご飯を食べることもできない人、などなどたくさんの重症な皆さんがたくさんいらっしゃいます。

その方たちを見て、自分はどう感じるでしょう？　足は効かないだけで自分の手は自由に使うことができますし、自分でご飯を食べることもできます。自由に話すこともできます。そんなときよくよく考えてみますと「私はここに入院されている皆さんよりも、自分でできることがたくさんある」ということに気がつくはずです。そして、「自分はまだこの程度で幸せだなぁ」と感じるはずです。感じてほしいのです。

それが東洋医学・予防医学の考え方なのです。

命があっただけ幸せだと考える本当の健康つまり「心の健康」なのです。

そういうことから考えてみますと、体も健康であるのは理想的ではありますが、本当の健康というのは「命を最優先とした、心の健康」にあるのです。

それが表題に掲げた「上から目線で見ると、シアワセに気づく」という本当の意味なのです。

しかし「自分はまだこの程度で幸せだなぁ」と感じると、心が綺麗で純粋であれば、次の段階に心は成長していくことになります。魂の成長です。

自分よりも大変な人たちに対して思いやりと優しさ（慈悲）が自然に出て、自分より困っている人たちの力になりたい・助けてあげたいという優しさ（理性）が自然に生まれてきます。さらに魂の成長している方は、あえてそのような大変な方に会わなくても、自分に残っているわずかなできること・機能に感謝し「世の中の役に立つ」という使命に目覚めていきます。それが人が生まれてきた共通の目的だからです。

末期がんの患者さんたちが治っていく事実

これはアメリカの病院でのガン患者さんのデータなのですが、末期ガンでもう治らないという患者さんたちの中で、治っていく患者さんというのがたくさん出ているデータがあります。イメージ療法という方法を主体にしてやっているのですが、その末期ガンの患者さんたちが治っていく気持ちを調査したところ、とても興味深い内容のものがありました。

それは自分以外の人たちに対して気遣いや優しさをかけられていた人たちが、末期のガンで治らないと診断を受けていた患者さんにも関わらず、数年後には完治したというデータです。

お気づきになったでしょうか、自分の病気のことばかりで悩んでいたことから抜け出して、周りの人たちに対して、優しさや思いやりを持てた人たちが治っていたのです。

ここからもおわかりいただけると思いますが、すべてのことに対して自分より困っている人でもこんなに頑張っているんだと言うことに気がついたときに、すべてはよい方向に回りだすということなのです。色々悩んだり困ったりしたときは自分より下の人に目を向けてみるとよいというのはこう言う意味です。決して見下すとかそう言った低いレベルの内容ではないのです。

どうしても自分だけが自分だけがと悩んでいるうちは、眠れずどうしても悩んでしまいますし、夜に限らず常に一日中悩み続けてしまいますので、結果として自分の体のほうにも健康を害するという結果がついてまわるのです。

・自分が色々なことで悩んでいるときは「自分の足元に目を向けましょう」
・そして心が健康になったときには「自分より上を見て歩んでいく」。

このことが本当の健康に繋がっていくので、初めて健康な「睡眠体質」を得られるのです。

愚痴・泣き言・言い訳・文句をおおいに言おう！

自分の人格レベルを知り、魂を磨くために、仕事上においても人間関係においても、すっかり落ち込んでいるときは、その原因となっている人との距離を置くか、場合によっては縁を切りましょう。そして悩みから抜け出せるまでは、どんどん泣き言でも、愚痴でも悪口でもどんどん言いましょう。

しかしそこには大切な約束事があります。縁を切るのも泣き言を言うのも愚痴を言うのも、それは「悩みから抜け出し次のステップへ自分が成長するために言うんだ」ということを前提に意識し

【図２　低ストレスの女性のリラックス方法の移り変わり】

順位	【2019年版】 低ストレス女性のリラックス方法	（%）	2017年 順位
1	コーヒーを飲む	40.8	1→
2	テレビをみる	36.3	4↗
3	とにかくゆっくりする	32.5	6↗
4	甘いものを食べる	29.1	2↘
5	家族と過ごす	26.7	9↗
6	旅行に行く	26.1	5↘
7	寝る	26.1	3↘
8	ウォーキング、ジョギングをする	24.6	13↗
9	同性の友人と食事	24.0	12↗
10	笑う	22.8	7↘
11	温泉に行く	22.3	14↗
12	ウィンドウショッピング	22.0	20↗
13	入浴する	19.5	8↘
14	音楽を聴いて過ごす	18.4	15↗
15	何も考えない（頭を休める）	17.5	17↗
16	人としゃべる（電話など）	17.4	11↘
17	映画を観る	17.3	16↘
18	ストレッチする	16.3	18→
19	読書をする	15.1	10↘
20	家事をする	14.8	19↘

順位	【2017年版】 低ストレス女性のリラックス方法	（%）
1	コーヒーを飲む	32.3
2	甘いものを食べる	29.3
3	寝る	27.6
4	テレビをみる	27.0
5	旅行に行く	25.7
6	とにかくゆっくりする	24.8
7	笑う	23.1
8	入浴する	21.9
9	家族と過ごす	20.6
10	読書をする	20.1
11	人としゃべる（電話ほか）	19.6
12	同性の友人と食事	18.8
13	ウォーキング、ジョギングをする	18.6
14	温泉に行く	18.1
15	音楽を聴いて過ごす	17.1
16	映画を観る	16.3
17	何も考えない（頭を休める）	13.8
18	ストレッチする	13.3
19	家事をする	11.2
20	ウィンドウショッピング	10.9

てなければなりません。

それがなければ単なる関わりたくない人、そして周りから認めてもらえない、選ばれない人間になってしまうからです。こういう前提のもとにどんどん病んでるときは発散してください。

無知や不平不満・非難否定などがあるから、魂は磨かれ、自分の中のそれらを知ることによって、自分の人格レベルが自然にわかってきます。そのとき次の目標ができてきます。

女性のストレス発散法の変化

メディプラス研究所が行った「低ストレス女性のリラックス方法２０１９年・２０１７年ランキング」です。趣味が少しずつ男性のほうに向かっている気がします。

第5章

世界一わかりやすい疲れの正体

疲れには5つしかない
あなたはどのタイプ?

それでは働くと言っても業種や仕事の内容によって、体の疲れる場所はそれぞれ違いがあります。そのことを東洋医学では、もっと具体的に体や心の関係と関連づけて診断や治療に役立てております。

東洋医学では仕事や日常生活の中で、起きる疲労を5種類に分けて診断していきます。

1 「歩く」ことが多い人に起こる疲労

先頭に立ち積極性を重視するタイプ

これは荷物を運ぶ運送の方とか、会社における走る営業マン、お店などの倉庫からお店商品を並べるのに走り回っている人、介護施設で走り回っているヘルパーさん。そんな常に足で歩き回ることが多い人に起こる疲労です。このような皆さんは、筋肉のトラブルや神経痛・腰や膝が痛いなどといった症状が多く見られます。精神的な面での特徴は、イライラや怒りといった感情がどうしても出てきてしまいます。しかし不安な気持ちも見えかくれするのです。

このとき私たちの体では肝臓の元気が落ちてしまうために起こってきます。天気の関係では風が吹く日が追い討ちをかけてしまいます。

しかし睡眠がうまく取れていて疲労が解消されていれば、この風は逆に追い風となって仕事はスムーズに進みミスもなくなります。周りからリーダーとして信頼を得て表舞台で活躍していき喜ばれます。

2 「眼」を使いすぎて起こる疲労

精神的なことを重視するタイプ

これは何と言っても、パソコン入力業務・書類の整理に追われる事務系の仕事、あるいは寸分の狂いもないぐらい監視をしなければならない精密機械などの現場にいる方など眼を特に使う仕事や状況の方です。しかし仕事以外でもスマートフォンなどの長時間の使用も同じです。近年一番多いと思います。

このような皆さんは、頭や目を使うことで眼や頭で血液を使いすぎて、手足などが冷たくなったりします。パソコンを長く打っていると、私もそうですが手が冷たくなってきます。顔色がとても悪くなったりもします。こんなとき精神的な面にも影響し笑顔が少なくなり、不安定になりやすくイライラしたりします。このとき私たちの体では、心臓の元気が落ちてしまっているのです。

この「心臓」という文字「心の臓」と書きます。つまり仕事に限らず、精神活動の中心的な働きをしていたのです。人前でお話をするのが苦手な方や、突然驚くことがあったときなどは心臓が最初に反応してドキドキする経験は一度はあるのではないでしょうか。

このように精神的な症状のすべては、心臓の元気が関係していたので、事務系の仕事の方にうつ病などが多いのもこのためだったのです。天気の関係では、気温が高くなることによって追い討ちをかけてしまいます。

熱とか蒸し暑いという波長の気は心臓の元気と同じだったからなのです。しかし睡眠がうまく取れていて疲労が解消されていれば、この熱による気温の高さは逆に追い風となって仕事はスムーズに進みミスもなくなります。そして周りからは、心温かい人として尊敬され、精神的リーダーとして尊敬され、いるだけで周りが和む存在になっていきます。

3　長く座りすぎで起きる疲労

栄養状態がわるくなり膝など痛い！

これは前の「眼を使いすぎて疲労になる」という皆さんと重複すると思います。

また絵を描く人や書道、将棋、座っての仕事や作業の長い方です。このように長く座る状況が続く人たちに起こりやすい疲労です。

こんなとき皆さんは、体中の関節、特に膝や股関節そして肘などが硬くなったり痛くなったりとします。

この座りすぎて疲労が限度を起こしたときに、精神的な面にもやはり影響してきます。それは非常に「思い悩む」という感情が出てきます。顔色が悪く黄色っぽく感じるようになります。このとき私たちの体では胃や膵臓・脾臓と言った消化と関係した元気が落ちてしまいます。お腹の調子が悪くなり始めます。そのために体の栄養状態が悪くなるために、体を支えている関節などが弱ってしまうのです。このとき天気の関係では湿度に影響されて、追い討ちをかけてしまいます。

しかし睡眠がうまく取れていて疲労が解消されていれば、この湿度は逆に追い風となって、仕事はスムーズに進みミスもなくなります。そして周りから思慮の深い人として尊敬されます。

4　あお向け・横向きで作業・寝過ぎ・すぐに横になる人の疲労

特に右を下にして寝る人は注意！

あお向けや横向きなどの姿勢が多い仕事、さてこれはどんな仕事でしょう。

まず思い当たるのが、自動車整備の皆さんとか、お家などのリフォーム関連の仕事に従事している方が多いのではないでしょうか。天井や床下などの電気や排水管の設備や修理などもそうでしょう。皆さんの周りにも職種によってそのような仕事があるのではと思います。

仕事によってどうしてもこの姿勢をとる必要がある方は、仕事柄どうしようもないのですが、しかし既に心身ともに衰えて、すぐに横になりたがる人もいます。体調が悪いときは起きていられず、横になりたいものです。

またこのようなときには風邪をよく引きやすくなったりします。肺を中心に呼吸器系が弱ってくるのです。そのため鼻や喉、皮膚などのトラブルもとても多くなってきます。精神的な面では意外と「悲観的」になりがちで、周りの人たちのちょっとしたことも許せなくなったりします。善悪の区別が激しくなるという状態に陥る可能性が非常に高くなってきます。ネガティブな考え方に陥り、また特殊な例では、昼間でもすぐに横になりいくらでも寝られる人です。そして便秘に苦しみ、とにかく皮膚のカサカサや痒み湿疹など皮膚のトラブルが一段と増えてきます。

このようなとき、私たちの体では肺とか大腸の気力が落ちてしまいます。天気の関係では、秋のように乾燥して涼しい日が追い討ちをかけてしまいます。しかし睡眠がうまく取れていて疲労が解消されていれば、この乾燥して涼しい天気は逆に追い風となって仕事はスムーズに進みミスもなくなります。そして周りから善意のある人として喜ばれます。

5　立ち仕事が長くて起こる疲労

これが実は一番きつい

これは先ず思い浮かぶのが警備員さんですね。工場での流れ作業、レジの皆さんなど思い浮かびます。つまり立ちっぱなしの作業あるいは同じ場所にずっと立っているお仕事の皆さんなどに多く見られます。また体を斜めの状態などが続くような仕事の方です。

この斜めの仕事が多い皆さんの中には、歯医者さんや歯科衛生士さんなどがとても多く治療に見えられます。体が斜めになっているために首の骨や背骨などが歪んでしまい筋肉や神経に負担をかけてしまい、肩こりや頭痛が非常に多くなったりひどい人などは手などにしびれや痛みなどが出たりする人がとても多くなります。

また介護の仕事や、荷物などの出し入れなど中腰の姿勢の方にも多いようです。このような皆さんの共通点は非常に腰にトラブルが多く、背骨が歪んでいたり、顎関節症や歯の症状、そして抜け毛が多くなったり髪の毛にハリやツヤがなくなったりしがちになります。

精神的な面では恐怖感や不安感の多い方に多く見られまし、このような仕事で肩こりや手のしびれ頭痛腰痛などといった症状が出始めたとき、やはり不安感や恐怖感がとても出やすくなってきます。このとき私たちの体では腎臓の元気が落ちてしまうために起きてきます。自然界では寒さを体に強く感じ、追い討ちをかけてしまいます。

しかし睡眠がうまく取れていて疲労が解消されていれば、この寒さは逆に追い風となって仕事はスムーズに進みミスもなくなります。そして周りからは冷静でとても頭がよく智恵とアイデアの中心者として喜ばれることになります。

実際の養生の基準は、季節の変わり目で自然も運気も健康にも変化が現れます。5.日ごと(七十二候の気）あるいは15日ごと（二十四節気）にくる変化に乗れる体と心をつくることが東洋医学の病気予防の第一歩なのです（図：新聞資料館より引用)。

【図3　七十二候の気･二十四節気】

月份	月建	節氣	中氣	太陽黃經	交節日期	七十二候		
						初候	中候	末候
正月	寅	立春		315	2月02-05日	東風解凍	蟄蟲始振	魚上冰
			雨水	330	2月18-20日	獺祭魚	鴻雁來	草木萌動
二月	卯	驚蟄		345	3月05-07日	桃始華	倉庚鳴	鷹化為鳩
			春分	0	3月20-22日	玄鳥至	雷乃發聲	始電
三月	辰	清明		15	4月04-06日	桐始華	田鼠化為鴽	虹始見
			穀雨	30	4月19-21日	萍始生	鳴鳩拂其羽	戴勝降於桑
四月	巳	立夏		45	5月05-07日	螻蟈鳴	蚯蚓出	王瓜生
			小滿	60	5月20-22日	苦菜秀	靡草死	小暑至
五月	午	芒種		75	6月05-07日	螳螂生	鵙始鳴	反舌無聲
			夏至	90	6月21-22日	鹿角解	蜩始鳴	半夏生
六月	未	小暑		105	7月06-08日	溫風始至	蟋蟀居壁	鷹乃學習
			大暑	120	7月22-24日	腐草為螢	土潤溽暑	大雨時行
七月	申	立秋		135	8月07-09日	涼風至	白露降	寒蟬鳴
			處暑	150	8月22-24日	鷹乃祭鳥	天地始肅	禾乃登
八月	酉	白露		165	9月07-09日	鴻雁來	玄鳥歸	群鳥養羞
			秋分	180	9月22-24日	雷始收聲	蟄蟲壞戶	水始涸
九月	戌	寒露		195	10月08-09日	鴻雁來賓	雀入大水為蛤	菊有黃華
			霜降	210	10月23-24日	豺乃祭獸	草木黃落	蟄蟲咸俯
十月	亥	立冬		225	11月07-08日	水始冰	地始凍	雉入大水為蜃
			小雪	240	11月22-23日	虹藏不見	天氣上騰地氣下降	閉塞而成冬
十一月	子	大雪		255	12月06-08日	鶡鴠不鳴	虎始交	荔挺出
			冬至	270	12月21-23日	蚯蚓結	麋角解	水泉動
十二月	丑	小寒		285	1月05-07日	雁北鄉	鵲始巢	雉始雊
			大寒	300	1月20-21日	雞始乳	征鳥厲疾	水澤腹堅

6　5つの疲れを取り除く眠り方改革

きちんとした日常生活のリズムを取り戻すということ

疲れを取り、病気の回復力あるいは予防になる純粋な体力というのは夜中の0時までしかたまりません。まずは0時前に30分でも1時間でも早く寝ることが、純粋な回復力を取り戻し、疲れも取れて健康へと向かっていきます。

健康になれば当然若返りますし、すべてのことが順調に進むようになります。なんといっても余裕が生まれてきます。

寝る前の入浴は最高の特効薬

現代の免疫学や脳科学の視点では、睡眠というのは寝る前の90分サイクルで考えられています。さらに東洋医学においては、体や心のリズムを2時間周期で考えていきます。ですから90分前から2時間前までにゆっくりと入浴することが深い睡眠を得ることができます。

そのときの基本中の基本は、「汗をかかない程度の熱さで、もう少し暖かくてもいいかなあというぐらいの温度」のお風呂に15から20分ゆっくり浸かることが非常に効果的なのです。そうすることによって寝る頃にはちょうど体の中の体温も下がり、安静な睡眠に近づいていくのです。

睡眠というのは、部屋の温度や体の中の体温が下がってくることによって、体の中の働きが低下して、働きがゆったりとした結果、よい睡眠に入っていくことができるのです。

入浴についての大きな勘違い①

部屋の温度も下がってきて、体の中の体温まで下がったら寒くて寝られないと思い込んでいる人が非常に多いのです。理由は、体温が高いと体の中の神経などすべての働きが活発に動き出してしまうからです。ですから体の中が昼間の状態と同じになってしまいます。それで眠れないのです。

同じように寝る部屋の温度も寒いと寝られないという勘違いされている方もおります。たしかに震えるほど寒さであれば別ですが、やはり部屋の温度が高くなると体の筋肉や神経などが高ぶって動き出してしまい昼間と同じような状態ができてしまうのです。人によっては寝汗をかくほど暖かにしていますが間違いです。

そして、お風呂上がって90分から2時間ぐらい経つと体の中の熱も冷めて、眠りやすい状況に入ってきます。そのことで快眠状態を得ることができて今日1日の疲れが取れやすくなるのです。

入浴についての大きな勘違い②

また同じお風呂でもシャワーだけという方が多いのですが、どの分野の先生の研究を見ましても、シャワーは逆に身体を火照らせてしまい眠りが浅くなるということです。

入浴についての大きな勘違い③

そしてお風呂の際に注意すべき点は、現代人にとっては大汗をかかない程度に入るというのが非常に効果的です。大汗をかくと心臓に負担がかかりかえって疲れやすくなるのです。

体力的に弱い人は動悸がしたり不整脈が打ち始めたりします。東洋医学では汗は「心臓の大切な液体」といい、お風呂での大汗は心臓に無駄な負担をかけることにつながるのです。

非常に疲れていて寝ても取れない場合は、日常生活においても仕事においてもお風呂に入るときでも、大汗をかかない程度。つまりなんとなく汗ばむ程度で抑えるのが、体に負担がかからず次の日へ疲れを残さなくなります。

睡眠でよく問題になる枕

基本的には、首や肩が凝りすぎたりしているときは、枕は低めに調整するのがよいでしょう。そして枕の材質も重要です。頭に熱がこもらないものがとてもよいのです。昔から頭寒足熱と言って、頭を冷やして足を温めるという意味です。よく材質によっては枕に保温効果があるものがあります。それですと、熱がこもって頭痛がする場合があります。化学繊維や羽の枕などは熱が持ちやすいのではないでしょうか。

私が患者さんにすすめている枕は、昔ながらのそばがらなどでつくった枕です。これは頭の熱もとってくれますし、高さも形も自由に変形させることができます。私たちの体はその日の状態でいつも違いますので一定の形をした枕というのはどうしても、その日によっては高さが合わなかったり形が合わなかったりします。

その他睡眠で注意する重要な点①

強い光を放つものは寝る前は使用しないということです。スマートフォンはやはり睡眠の妨げになります。同様に、興味関心の高いわくわくするような内容の読書も神経を高ぶらせます。推理小説、犯人がわかるまで興奮しながら朝まで読み続けている方は多いようです。夜ではなくて昼間の読書をおすすめいたします。

その他睡眠で注意する重要な点②

部屋は真っ暗にして寝ることがとても重要です。

光が入ってくるお部屋で寝ることは、光に内臓の気が反応し体の中の安静状態を確保できなくなります。どうしても夢を見ることが多くなってきます。夢を見るというのは、体の中の気が内臓の間をうろうろとして、治るのも治らない状態になってしまうのです。

真夜中にふらふらと遊び回ってるような感じです。結果として睡眠は浅くなり、病気に対する回復力は落ちてしまい、健康からは遠ざかってしまうことになるのです。

このように最近はやっと睡眠に対する重要性というものが解かれるようになり、ほとんどの検査結果もほぼ同じ意見に近づいています。そんな中で日本人の睡眠時間は世界１００か国中で一番短いのです。これは免疫学的なデータなのですが、睡眠時間が7時間を切ってくると、私たちの死亡率は非常に上がってくるようです。逆に言いますと、7時間以上睡眠を取っている皆さんは、非常に健康的で死亡リスクも低いということになります。

東洋医学ではもう５０００年の昔から、人間の予防法の第一番目に睡眠というのが説かれています。それは命に関わる問題であるからなのです。糖尿病や高血圧、肥満といった状況はまだ軽いほうといえるのです。

睡眠不足を越えて、睡眠障害になりますと一番強いのは「睡眠時無呼吸症候群」という病気です。夜中に呼吸が止まるというやつです。日本には既に３００万人以上いると推定されています。

以上のように日常生活の中で最低限このようなリズムを保つことによって、よく眠れるようになり毎日の疲れは非常に取れやすくなり健康な毎日を過ごすことができるのです。

7　多すぎる情報に振り回されない！

自分に合うかは別もの。回復力さえつければ迷う必要はない

①そのデータは「いつ・どこの・誰から」のデータ？

よく色々な健康法の結果のデータなどが必ずというほど出ています。

80％に効果がありました、98％以上の人に効果が認められました。すごいのになると100％効果を保障しますなどです。これは効果を理解してもらうためには、当然の表現であると思います。

しかし、実験はどのような年代層・どこに住んでいる人が対象だった・男性と女性ではどちらが多いなど疑問がどんどん湧いてきます。まず年代層では、当然若い年代の方は治りも早く効果もあるでしょう。しかし高齢に近づいた年代層でしたら、体力も自然に低下をしていますので、効果は低くなってきます。同じように、どこに住んでいるかによっても効果は大きく変わってきます。

北海道の皆さんは、外は寒いので体の中を温めるようにできています。いわゆる保存しようという体質になっているのです。逆に南九州や沖縄の地方というのは、ご存知のとおり非常に暑いところです。ですから北の寒い北海道とは逆に、体の中の熱を逃がそうという体質になっているのです。これは当然のことで北海道の人のように体の中に熱を溜めてしまったら、熱中症で全員が倒れてしまいます。

このことは日々感じていることで、よく沖縄や九州から見える患者さんで「冷え性で困っているんです」という苦痛な叫びをよく聞きます。足を触ってみますと、ものすごく冷たいのです。それも北海道の人たちよりもはるかに冷たい足をしています。

皆さんも北海道の人のほうが外も寒いし、冷え症が強いのではないかと思われた方も多いと思います。たしかに北海道の人にも冷え性はたくさんおります。しかし冷えの程度が違うのです。北海道の人は冷蔵室から出てきたぐらいの冷たさ、沖縄の皆さんは冷凍庫から出てきたかのような冷えの違いがあるのです。

②いつの季節のデータ？

実験の結果は春夏秋冬の四季でも違いが出てきます。

春や夏は沖縄や九州のように気温は高くなり暑くなってくる時期です。逆に秋冬は東北や北海道のように気温は低くなり寒くなってくる時期です。

このように条件の違いを考えてみますと、「いつの季節の実験データ」かというのは重要な要素です。そして、すべての人たちには「体力の差」と「症状の重い軽い」の違いがあります。このようなことに注意されても、氾濫する情報に振り回されることは少なくなります。過剰な情報からのストレスから身を守りましょう。

③軽い疲れ、取りあえず楽ならマッサージも

私は鍼灸師の他に、あん摩マッサージ指圧師という国家資格も持っておりますので、その視点で申し上げますと、軽い疲れや症状あるいは一時的な不快については対応できます。その他ではいつも体を鍛えているスポーツ選手などは基本的に体力があり回復力もありますので、効果は望めます。

しかし、多くを望んではいけない部分もあります。それは一時的な効果に留まるということです。行ったときは気持ちがいいのですが、次の日すぐに戻ってしまうというお話をされる方がよくおられます。当然のこととも言えます。

それは先にも述べましたように、いくら疲労が軽いと言っても、あるいは体を鍛えているスポー

ツ選手といえども現代はストレスの時代です。体の中の問題がとても重要なのです。ですから外からだけの刺激ではなかなか完全に解決するのは、元々基礎体力のあった人以外は難しいのです。

現代は体の中の根本的な部分から回復力をつけていき体力をつけていかないと、完全なる回復は難しい時代に入ってきているのです。体力旺盛だった昔の時代ですと、たしかにこれらの方法でも十分治っておりました。しかし今は時代が違うのです。

ですからこれらの治療を受ける方は、早急に一時的な効果でよい場合と、根本から解決したい場合と、状況に応じて判断し使い分けていく必要が出てきているのです。

④さらにもう1つ気がつくこと

私たち現代人は、あまり強い刺激の治療には適さない体になっています。

部分的にしろ全体的にしろ、基礎的な体力が落ちてるという点です。強い刺激の治療というのは患者さんの体に非常に負担がかかってしまいます。

また運動においても、無理に大汗をかかせるような方法というのも非常に体に負担をかけてしまいます。実は東洋医学では汗というのは「心臓」の元気によって養われている液体だからなのです。多分経験されている方もたくさんいると思いますが、お風呂などで健康のため、美肌のためと思ってどんどん汗をかかせるという方法があります。その後どうだったでしょう。非常に疲れたのではないでしょうか。

ひどい人になると動悸がする、という経験をした方もいると思います。

ですから昔は、毎日マラソンを1キロしましょうとか、2キロしましょうなどと言っていました。それが軽いジョギングにしましょうになりました。さらに最近では早歩き程度でいいですよと言われるようになり、最近では少し早歩きで歩き、その後ゆっくり歩いての繰り返しの有酸素運動という形に変わってきています。

このような例でもおわかりのように、私たち現代人の体力というのは徐々に落ちてきて、激しい運動には耐えられなくなってきています。最近の患者さんの中には、激しい筋力トレーニングをやって最初はとても調子よかったのですが、ある日突然「腰が痛くなった」、ひどい人になると「耳が聞こえなくなってきた・耳鳴りがしてきた」「動悸がしてきた」という方が増えています。

サウナに連日入って同じような症状が出る方もいます。

こういうところも、自分の体の状態や体力に応じた運動法などを選ぶことが必要となる時代なのです。

8　体が本当に喜ぶ健康常識とは

まずは予防の時代

以上のように、現代というのは、仕事やそれに関係する人間関係のストレス、あるいは人が少ないために1人にかかる仕事の量が非常に多くて、疲労もピークに達している状態です。症状も出せないくらい、体力が落ちている人たちもたくさん多い時代です。

それも都会に行けば行くほどストレスが多いのでそういう傾向の人がとても多く、田舎よりも都会の人のほうが同じ症状でも非常に治りづらくなっている時代です。ですから隠れた原因を探さなければなりません。

こういう時代背景から考えてみますと、まず一番大切なことは「定期的な健康診断」というのが最も重要です。そしてそれに基づいて日常生活、特に睡眠と食事の管理をしっかりした上で、病気にならないようにする「予防」というのが最善の方法です。病気になってからでは遅いのです、ですから病気にならない体をつくるというのは大切なことなのです。

そして現在持っている症状のあるところが直接の原因であれば全く問題ないのですが、現代の人は他の所から間接的にその症状が出ている場合も多くありますので、体や心も含めて全体的に見ていただける専門家の先生と巡り会うことがとても大切なことなのです。

そして東洋の医学あるいは運気医学における本当の健康とは、目先の病気に着目することではなく、「充実した人生をいかに生きるか、周りの人たちをどれだけ幸せにできるか」という点にあります。そのために疲労や病気は、それらに気づくための1つのきっかけとして考えていきます。

そう考えると「病気であっても幸せ」「病気でなくても幸せ」と考えられるように生きることが「本当の健康」に繋がっていくのです。

第6章

ストレス知らずの「適職の選び方」

自分の適職を知ろう

1　いまの仕事は自分に合っているか

睡眠を妨げる働く女性の最大の敵

働く女性にとって、自分に合った最高の仕事ってどうやって選ぶ?

これは男性にとっても、当然悩みは尽きないところです。こういったところまで追求していくのが東洋医学の根本原理になります。それは仕事で人生は大きく変わり、健康にも大きく左右してくるからです。

自分に向いていない仕事を選んだばかりに、それがストレスとなって毎晩のように悩み続けてしまう方は常にいます。というより自分の好きな仕事に就いてる人のほうが現実は少ないのではないでしょうか。

私のところに見える皆さんの中に、自分の適職について悩みが大きくなっている方がおります。

「自分には今の仕事が合っているのだろうか?」

「好きになれない」

「結婚はできるのだろうか」

「自分のキャリアを生かすことができるのだろうか」

「いくらやっても認めてくれないのが悲しい」と男性同様に悩みは同じようです。

生活があるから、仕事を辞める訳には行きません。

楽しい仕事であろうか、社会の役に立つ仕事だろうか、給料はどのぐらいだろうか、勤務時間はどうか、その仕事が簡単にできるだろうか、長続きできる仕事だろうか、仕事の場所やメンバーはどうだろうか、きちんと認めてもらえるのだろうか、など悩みは尽きないところだと思います。

しかし、まずは自分に合う仕事を考える前に大切なことがある気がします。

それは「仕事とは何？」と言うことをしっかり確認することが重要なのです。

そもそも仕事って何だろうか

自然の道から申しますと、それは「生きていくために必要なこと」と説いています。まずは生きるために食べていくことです。

これはどんなに時代が変わっても不変の真理ですよね。小さな虫たちでも生きていくために、食べ物を一生懸命に集めるために動いて働いています。

働くと言う字は「人が動く」と書きます。

人が命を全うするために、働くことが仕事であると自然は言います。その仕事とは「社会のために人のために役に立つこと」ということが根本にあります。この仕事に対する考え方が、自然の道に乗って幸せになる近道のようです。

さらに私たち人間と動物とは違いがあります。それは仕事の場というのは、色々な人の中で「自分と違った価値観を学び、心を成長させる場」という意味です。「自分と違った価値観を受け入れる力を身につける場」だったのです。お互いを尊重し、好き嫌いの枠を超えて、違った価値観を持つ人たちと「共同して1つの仕事を成し遂げていく」というのが仕事の目的であり、職場の目的でもあるのです。

それでは、ここからが本題になります。それは「自分はどのような基準」で仕事を決めていくと、幸せになれるかということです。自分の仕事を選ぶための基準には、大きく分けて3種類あります。東洋医学ではそれを「天地人」などと言います。

1つ目の決め方は自分の「本性や本能」で選ぶ（天）。

2つ目は現実社会で、自分の体を使って、どのように行動していくかで選ぶ（地）。

3つ目は自分の考え方や趣味や思考によって選ぶ方法（人）。

このように3つの方法が仕事に限らず、すべての面において基本中の基本として、自然の中にはありますので、「自然軸」に沿って決めれば意外と迷いは少なく、割り切れてストレスはなくなるものです。今回は、この3つの仕事の決め方の中から、2つ目の現実社会で、自分の体を使って、どのように行動していくかで選ぶ（地）という社会性を重視した選び方をご紹介していきます。

その決め方の要点は2つだけ

1つ目は「できること・才能」で選ぶか。

2つ目は「自分の好きなこと・興味のあること」で選ぶかです。

「できること・才能」で選ぶというのは「自分の感情抜きに客観的な事実に基づいて」自分のいまできることと、人が凄いと認める才能で選びましょうということになります。

「自分の好きなこと」で選ぶというのは「自分の気持ちや感情に沿って主観的な視点」で、まず興味があって面白そうと思ったら選び、嫌いと思ったら選ばないということです。

しかし、どちらで仕事を決めても、どちらの仕事でも「完璧に最後までやる」という最終目標は同じです。

さて、それでは自分はどちらから決めたらよいだろうと新たな迷いが出てくるでしょう。それは当然です、気持ちは痛いほどわかります。

2　生まれ年でわかる自分に適した仕事の選ぶ基準

簡単にわかる東洋の智恵

そんな方のために、簡単にわかる東洋の智恵を秘密で教えます。。

それは生まれた年の「十二支・じゅうにし」です。

子（ね）・丑（うし）・寅（とら）・卯（う）・辰（たつ）・巳（み）、午（うま）・未（ひつじ）・申（さる）・酉（とり）・戌（いぬ）・亥（い）の順で毎年来ます。

自分の生まれた年の十二支は何年だったでしょう。

この「十二支・じゅうにし」と言うのは、「時間の流れを表す哲学用語・天文学用語」なのです。私たちの適職はこの生まれた年でもわかります。注意が必要なのは「2月3日」までに生まれた方は前の年に入るということです。

この「十二支・じゅうにし」は消極的な「陰・いん」と、積極的な「陽・よう」の2つのグループに分けることができます。さて自分はどちらのグループに入るかで、仕事の決め方の基準がわかってきます。

陽	陰
子（ね）	丑（うし）
寅（とら）	卯（う）
辰（たつ）	巳（巳）、
午（うま）	未（ひつじ）
申（さる）	酉（とり）
戌（いぬ）	亥（い）

気がつかれたでしょうか？　陽と陰が交互にきています。

さて自分が陰と陽のどちらのグループか確認できたでしょうか？

陽は「できること・才能」で選ぶほうがよいです。

陰は「自分の好きなこと」で選ぶほうがよいです。

陽の「できること・才能」で選ぶ方は、これを前提にして、その中で「やりがいや生きがい」に繋がるとよいのです。

陰の「自分の好きなこと」で選ぶ方は、これを前提にして、その中で「興味のあること・面白そうなこと・続きそうなこと」を考えてみるとよいのです。

これが、自然の道理が導く仕事の見つけ方です。

しかし、どうしても疲れが酷くて、体調が落ちている皆さんは反対に出てしまいます。例えば、普通は胃腸の調子が悪くなると食欲は落ちてしまうのが普通です。それが逆に胃腸の調子が悪くなる前に、いつもよりやたらと食欲が出てきたなどというのはこれと同じなのです。

本当は自分のできることを選んだほうがよい陽の人が陰の興味や好き嫌いで選ぶと、自分の中でも周りとも不協和音となりがちになります。

そして自分に合った仕事に着いたら、大切な気づきが沢山あります。

それは仕事とは「成功も失敗もできる唯一の経験と体験の場」であるということです。これが「心の栄養」となるのです。

「適職」が決まったら、次は自分を成長させていく「方向性」を決める

自分の仕事を選び「立ち位置」が決まりました。次に仕事をさらに充実させて、自分を成長さ

せていく方向性をしっかりし確認しておくと、たとえ壁にぶつかったとしても、すべての経験に対してストレスがなく、迷いのない充実した日々を送ることができるのです。

仕事とは自分にとっては「成功も失敗もできる唯一の経験と体験の場」である。

さらに、仕事は人のために社会のためにお役に立ち、そのことが自分の幸せ・人生の充実感になるようにするには、どのように繋げて進んでいくとよいのでしょう?

その答えは、次のとおり。

○陽グループの人は、陰グループの人を目指す

陽グループの人は、もともと起用で仕事ができる・才能がある技能者タイプです。

陽グループの人は、仕事の技術が高いことは当然求められますが、それだけでは人として不完全なのです。

その仕事のよいところを確認し好きになり、興味を持つまでに発展させるとよいのです。

つまい陰グループの内容です。すると、それが下の者へ波及していき、皆が幸せになり、自他共にもっと幸せになるのです。

陽というのは「天とか太陽」などと同じで上から下に向かって、命を与えてくれる存在です。

陽のグループは下に向かっていきます。つまり自分の下の者、自分の足下・内面を充実させましょう、ということになります。意外と仕事のできる人って、できない下の者との調和が中々取れないものです。下が理解できづらい性質になりやすいのです。これはしょうがないともいえます。人の体力が100とすると、陽の人は体の上や外に80いきます、体の下や内面には20しか残らないからなんです。

○陰グループの人は、陽グループの人を目指す

陰グループの人は、もともと判断を興味がある・好き嫌いと感情を満たすことで選ぶ天才です。満足感・充実感と言った雰囲気や人生をデザインするタイプです。

ですから、陰グループが満足感・充実感を求めるのは当然ですが、そこは仕事ですから、社会で役立つ技術を向上させる必要があります。仕事ですから、人の役に立つには好きだけでは困るでしょう。精度の高さをもって最後まで完成させないといけません。

そのためには、仕事ができるようになり、社会の皆さんに喜んでもらうことを考えてみると、その仕事の重要性が身近に感じることができます。

それが上の者、あるいは上の社会へ向けて波及していき、自他共にもっと幸せになるのです。

陰というのは「大地とか月」など下から上に向かって、社会に貢献して行く存在です。

陰のグループは上に向かっていきます。つまり自分より上の仕事の技術・能力を高めましょうということになります。そのためには、自分より上である天・社会など外との調和を充実させてみてください。

どうしても自分の興味や好き嫌いという視点で判断しやすい、陰のグループに取っては自分は満足するが、周りの人の満足にまで至らないことが多々出てくるからなのです。

ですから自分の満足度を追求すると、上の者や社会の様子が見えづらくなっても不思議はないのです。この場合、陰の人は下や内面に体力が80あり、体の上や外の社会に対して20しか残らないからなのです。

陰と陽とはまったく真逆な存在なのです。でも、社会ではこの両方が大切です。

電気のプラスとマイナスがなければ、電気がつかないのと同じなのです。

陽グループは、目下の者・相手の個性を大切に「反省の心・内面の充実・自分の弱いところを補う」ことを志すとよいのです。

陰グループは、目上・リーダー・社会を大切に「夢を追う・社会性と協調・よいことを見つける習慣」を志すとよいのです。

しかし陽のグループにしろ、陰のグループにしろ、どうしても仕事に迷う・続かない・職場でトラブルばかり、そんな皆さんは、自分の本来の体になっていないときが多いのです。

ですから、仕事が上手くいかないのは決して自分だけのせいではないのです。

そんなときは、陽のグループの方は内面の体力を強化し、陰のグループの方は外面に向かう元気を体力を強化して、それぞれに合った仕事運に恵まれるように調整していきましょう。

落とし穴が1つ

以上のように仕事は、好きな仕事とできる仕事で選ぶのが理想ですが、それ以外でもとても重要な落とし穴が1つあります。それは職種や職場によっては、女性がほとんどの職場あるいは男性がほとんどの職場というのが当然存在します。

半々が理想的なのですが、そうは行きません。どちらかに傾いてしまうと、知らないうちに体のバランスが乱れて、非常に疲れやすくなりストレスが溜まってきてしまいます。

「別に職場では何も問題はないし、原因は全くわからないのだけれども、最近とても体や気持ちが疲れてしまっている」と思われた方はいませんか？

その対策法は、とても簡単です。男性が多い職場の男性の皆さんは日常生活の中で女性の多い趣味の場やセミナーや飲み会などというものもよいでしょう。逆に女性の多い職場の女性の皆さんは、同様に男性の多い趣味の場やセミナーや飲み会などに積極的に参加することで、職場の男女比における体調の不良を改善することができます。

私も長時間のセミナーなどを行うときは、男性と女性を交互に座っていただいたり、時々午前と午後で席を入れ替えたりなどしてセミナーの効果をあげています。

このように、世の中は5対5で成り立っているようです。同じように私たちの仕事にしろ、人間関係にしろ、住む環境にしろ100パーセント心地よい暖かい環境の中にいれば、他の価値観を知らない、忍耐力のないダメな人間になってしまいます。だからと言って、100パーセント居心地の悪い劣悪な環境に身を置き続けると、その人は崩れてダメになってしまいます。

特に仕事の場所というのは、管理者の「実態をきちんと把握する能力」が問われています。

3　同じ仕事でも、男女で疲れるところは真逆

男女で能力を発揮する場所はちがう！

ここの内容は前でも書きましたが、本書の核となる部分です。男性と女性では働きの面で体のつくりが全く違うのです。誰でもがご存知のように、男性は女性に比べると、全体傾向として体は大きく筋力や神経の働きが旺盛で力も強いですが、女性は逆に男性に比べると、体は小さく筋力や神経の働きは弱いのが普通です。つまり、男性は体力のエネルギーが春や夏のように、上や外へと向いているために体の外側の筋肉などが非常に旺盛で強いのです。

女性の体は秋や冬のように太陽は下へ内側へと沈んでいきます。女性は内側へ体力を貯めていくようにできているのです。外の筋力は弱いが内臓が丈夫というパターンです。

スマートフォンで例えてみますと、男性は常にスマートフォンを使いっぱなしの状態と言えます。使いっぱなしになるとどうなるでしょう。人間の内臓に相当するバッテリーは常に空の状態になっていきます。肉体は丈夫ですが、内臓は弱いという状態です。

逆に女性の場合は内側へ体力を取り込む体質になっています。スマートフォンを常に充電している状態と言えるのです。外側の肉体は弱いのですが内側の内臓が丈夫と言うものです。

男性は外からの敵から身を守り家族を助けると言えます。女性が内臓が丈夫なのは子供を産むた

めにどうしても内臓が丈夫でなくてはならないからです。

つまり男性は、外に向かって体を使っての仕事に向いていますが、その結果、内側の内臓や精神的なものが非常に弱いということになります。ですから男性は意外と考え方が単純で、よくても悪くてもわかりやすいというところがあります。バッテリーが常に赤ランプの状態ですから、仕事以外では常に休養と充電がメインにならなくてはなりません。

女性のエネルギーは下や内側へと向いていき、内臓が非常に丈夫になりますので、男性の肉体労働に対して、女性は頭脳労働が非常に合っているとも言えます。そして男性が外の体力を使う大きいことに向いているのに対して、女性は大きな体力を必要としない細かな作業に向いていると言えます。大雑把な男性と綿密な女性がいて仕事は成り立ってきます。

特に女性の場合は、内側の内臓は充実していますので、外の肉体疲労あるいは肉体の衰えをなくしていくことによって、若くて健康でいられ仕事は充実してくるのです。

さらに女性の場合は中にエネルギーが充満していきますので、精神活動が活発になってきますので、男性は論理的に考えますが、女性は感情的な満足感を求めるというのも、こういったところに原因があるのです。

体の中に充満した元気のガス抜きが生理ということになるのです。生理前に起きる月経前症候群（ＰＭＳ）では、イライラは絶好調です。どの分野の仕事においても、働く女性の悩みのランキングの中には常に出てくる症状です。自然界では月の満月の状態と同じなのです。ですから女性の生理と満月が重なる人が時々います。

　こういうときは特に要注意です。女性は普通に話していると思っていても、周りから見ると非常に攻撃的だったりイライラしていたりという風に取られてしまいます。トラブルの原因になっているようです。

　また男性は、家族や同僚で重なっている人がいたときは、災難が降りかからないように注意をしましょう。こういう症状はあっても当たり前なのですが、周りや相手からすると、やはり不快でトラブルの原因となります。

4　適職を選ぶにも「自分の体力年齢」も重要！

まずは私たちの正常な健康年齢の基準を知ろう、あなたは何歳レベル？

①平均寿命と健康寿命の関係

　平均寿命という言葉はよく聞きますが、最近よく聞く言葉の中に「健康寿命」というのがあります。健康寿命というのは「健康上の問題で日常生活が制限されることなく生活できる期間」ということで、厚生労働省が「2020年までに国民の健康寿命を1歳以上延伸」という目標を掲げたものです。2016年にはその目標を達成したとのこと。「2025年までに2歳以上延伸」ということです。

　さらに凄いところは、平均寿命と健康寿命の差の中でも当然病気をして日常生活に制限のある期

【図表4　平均寿命と健康寿命の推移　厚生労働省】

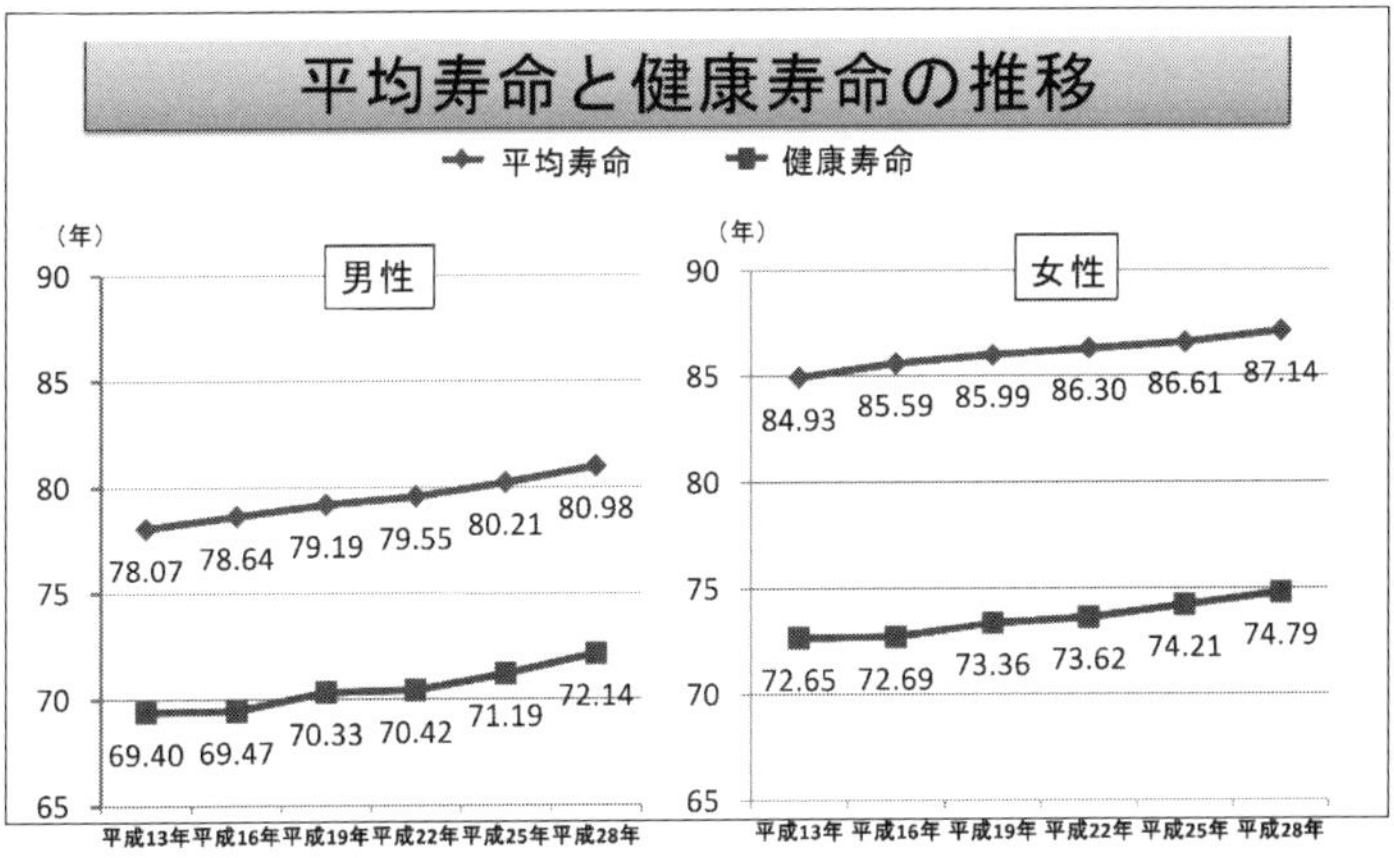

間「不健康な期間」も、医療や介護などあらゆる面で向上し、病気や介護状態になっても、体調良好に長く生き続けることが可能となったようです。

このような貴重なデータも、これからの私たちの健康設計・人生設計には非常に大切な情報となります。

②正常な平均寿命の全体像・人生設計の前提

それでは具体的に東洋医学の視点で体調の変わり目や、人生設計の転換点などのお話をしていきたいと思います。

・**40歳**：男女ともに肉体が衰え始める時期です。心のほうは旺盛ですが、体のほうがついていけなくなり、徐々に養生が必要な段階に入ってきます。人生設計においては30代までの経験や知識を活かして「自分の顔をつくる」という段階に入ってきます。

・**50歳**：男女ともに体の中の内臓の働きが少しずつ落ちてきます。精神的にも不安定になったりする方も多いと思います。人生設計としては40代で自分の顔をつくったことを今度は「世の中に広める」ということです。

つまり自分の学んだことを下のものや周りの人たちを幸せにするために広めていこうという人生設計です。この世の中に出るという点では、お気づきと思いますが、あまりに年齢が若くして世の中に出た人というのは、ほとんどの場合途中で挫折している方が多いのはここにあるのです。

・60歳：男女ともに心も体も考え方も成熟して、人生の後半に入っていきます。

人間の寿命は、120歳です。さきほど適職のところで出てきました時間というものを推し量る十二支に基づくものです。寿命においては1つの干支は10年を意味していますので、12個ありますので、120年ということになります。

60歳というのはちょうど半分のところで、1日でいうと正午の時間です。正午から太陽が降ってきまして今度は頭脳労働や精神修養といったところに力を発揮するときを過ごすことになります。60歳までは春や夏のように外へ上を目指し、色々な体験や経験をする時期と言えます。

しかし60歳からはそれらをもとにして、内容を吟味して選択したり、集大成して若い人たちや後輩のお手本となり、道しるべとなって大きく包んであげる後半の人生が自然が喜ぶ生き方のお手本です。

みなさんの周りの60歳過ぎの皆さんいかがでしょう。皆さんのお手本になっていますか？　大きく包んでくれていますか？　どちらにしても反面教師にはなりますので、私たちの人生設計の助けになっていることは間違いありません。

こういう自然の流れに沿った体の状態や生き方を理解していれば、健康でいられるようになり、適職を選ぶ際にも迷いもなくなるのです。

5　自分の若さ年齢の基準とは

「白髪」……女性は「42歳」、男性は「48歳」からが正常値だ

驚いたでしょう。この年齢と同じぐらいでしたら、あなたの若さ年齢は正常です。低ければ更に若いです。しかしこの年齢より早く白髪の出ている方は、早く出てきた分「老化が始まっている」ということなのです。白髪年齢も大きな目安です。

この実際の白髪年齢も、私たちの睡眠によって得られる若さの状態であり、「病気の回復力年齢」の状態です。寿命の状態と言えます。これは私たちの体力の状態によっておきる「正常な体の変化」です。これが「男性は8歳周期、女性は7歳周期」でくるのです。

自然の流れの中で生きている私たちは、この目安を知ることで、今は気になる症状がなくても、年齢相応の体力があるどうかがわかってしまいます。

この体の変化よりも、遅ければ「体力旺盛」で「若くてキレイ」ということになるのです。その方は、病気に苦しむことは少なく、たとえ疲れを超えて病気になったとしても、自然治癒力は旺盛

ですから治りがとても早いのです。

逆に、以下の年齢よりも早く体の変化がきている方は、「体力不足」し実年齢より「老いている」ということになりますので、疲れやすくなり、疲労の解消が悪くなるのです。

この正常な体力年齢をみだす原因が、やはり「睡眠」と食生活や「日常生活の不摂生」にあるのです。注意点も含めて以下解説していきます。

①女性の「健康寿命」は7歳周期で変わる

【7歳（7～13歳）】で、女性は始めて、若さのもとになる体力と睡眠の要である腎臓の元気が盛んになってきます。永久歯が生え替わり、髪の毛も艶と張りがでてきて、フサフサとなってくる時期になります。


【14歳（14～20歳）】7歳を2周した歳です。はじめて子どもが産める能力が盛んになり、婦人科の働きが活発になります。生理が定期的に来るようになります。

しかし近年は問題も出てきています。それは早い子では小学生の低学年ぐらいで生理がくる子がいます。これは食べるものが豊富で体の成長が早すぎ、心がついていけないのです。その結果、心と体のバランスを崩す子どもたちが増えている一因にもなっています。体は大人でも、心は子どもという種々の問題も生まれてきます。

ちょっと雑学ですが、江戸時代などは、14～16歳ぐらいまでに嫁に行くのが理想とされていたようです。江戸の前では、あの有名な豊臣秀吉は、妻の「おね」が、14歳で嫁入りしたと知られています。同じ時代の武田信玄の初婚相手は、数え歳13歳で妊娠したが母子ともに亡くなられていますね。しかし実際は、平均で19歳前後のようでした。

この辺の内容はけっこう驚く内容もあります。

成松 佐恵子（著）『近世東北農民の人々1985／3版』という書籍には、東北地方の農村女性の初婚年齢が、今から300年前の初頭では『11・2歳』という調べもでています。現在の福島県郡山あたりですね。

【21歳（21～27歳）】7歳を3周した歳です。体力と睡眠の要である腎臓の元気がすべて整います。全身をくまなく平均的にめぐり、歯の親知らずが生え、歯はすべて生えそろいます。女性が肉体的に「成人した」かどうかは、「親知らずが生え揃った」かどうかで決まるのです。ご存じでしたか？

【28歳（28～34歳）】7歳を4周した歳です。からだに丸みを帯び、筋肉など柔軟となり骨格は引き締まり、髪の毛も豊かになり、輝きハリとツヤを保ちます。人生で一番きれいになっていきます。このときが女性として一番美しく、体も女性として最も充実した状態の時期に入っていきます。

【35歳（35～41歳）】7歳を5周した歳です。胃の元気が段々と衰え始める時期に入ります。したがって食べても消化力が少し落ちてきます。この胃の元気の流れるルートは特に顔に流れていますので、顔にしわやほうれい線ができてきたり、顔の筋肉が緩んできます。まぶたや唇にトラブルが多く出てきます。

特に、上のまぶたと上唇に出たときは軽いのですが、下まぶた・下唇のときは慢性的ですので、充分な睡眠による体の休養と食生活の見直しも必要になってきます。髪の毛が少しずつ抜け始めることもあります。

この時期に、一番必要なのは乳ガンの検診や、膝の関節などのトラブルも多く始める時期です。この時期をめどに検診が重要になってきます。この部分も実は胃の元気の流れるルートだったのです。

【42歳（42～48歳）】7歳を6周した歳です。女性の体は、全体的に働きが落ちてくる時期に入ります。特に食べることによって体に栄養を与えて、自由に動き回ることができましたが、その働き全体が低下しはじめるのです。このことによって、顔全体やお腹などの筋肉が緩みはじめ太り始めます。

疲れたときなどは目の周りにはクマが多く見られるようになったりします。さらに顔に充分な栄養が行かなくなりますので、小じわが増えてきます。目の周りのクマが出るのは42歳以降なのです。また頭には白髪が見えてくるようになります。ですからこの時期に入ると、体の働きをふたたび回復する必要がでてきますので、どうしても適度の運動が必要になってきます。

運動することで、体全体の働きを取り戻し、若返らせて、老化を食い止める時期になります。

【49歳（49～）】7歳を7周した歳です。生理もまばらになり、やがて生理も終わるのもこの時期です。婦人科系などの働きが低下してくるのです。

しかし最近は、53歳前後まで生理が来る人がとても増えています。これは食べる物が豊富で血気盛んのために起きますし、逆に若いともいえるのです。

この時期、体の血が少なくなるので、逆に気持ちだけが高ぶります。これが俗に言う「更年期障害」と呼ばれるもので、精神的な変化が来るのもこの時期です。このように女性というのは7歳周期で若さのもとである腎臓の元気が旺盛になり、また7歳周期で衰えていくのが正常です。

皆さんの体の状況と照らし合わせて、実際の若さ年齢に当てはめてみてください。そのことで、これからの適職の選び方や対処法もはっきりと見えてくるでしょう。

②男性の健康寿命は8歳周期で変わる

【8歳（8〜15歳）】8歳を1周した歳です。男性は、回復力のもとである腎臓の元気が盛んとなってきます。髪の毛もフサフサとして、永久歯が生えてきます。この永久歯ですが、女性の場合では7歳でしたので、子どもの時点で女性は男性に比べて、すでに早熟であるといえます。たしかに、女の子は男の子に比べて、早く喋りだすことでも理解できます。

【16歳（16〜23歳）】8歳を2周した歳です。腎臓の元気が旺盛となって精気が満ち溢れ、生殖能力が備わってきます。男性らしく全身がたくましくなってきて、性行為が可能となり子種ができ始めます。女性の生殖能力が備わってくるのは14歳からでした。

【24歳（24〜31歳）】8歳を3周した歳です。腎臓の元気は成熟して肉体は成長をとげます。体すべてに腎臓の元気が均等に循環しますので、筋骨はがっしりとしてたくましくなります。親知らずが生えて歯はすべて生え揃い、成人したことになります。女性が成人したのは21歳でした。このように「成人」したというのは、医学からすると「親知らずが生えて、歯はすべて揃った」というこ

となのです。

乳児の歯の生え始めとは違い、親がこの歯の生え始めを知ることはない。そのため親知らずという名が付いたのです。別名「智歯」「知恵歯」といいます。

知識と、それを臨機応変に使いこなす応用力を備えたときに「成人」したといい、それを証明する体のみどころが「親知らず」ということなのです。

【32歳（32〜38歳）】8歳を4周した歳です。男性らしく関節の周りの筋スジや骨格はたくましく、筋肉も一番がっちりして隆々としてきます。男性として一番元気のある最盛期を迎え、もっとも男性が強い時期を迎えます。女性として一番美しい時期は28歳でした。

【40歳（40〜47歳）】8歳を5周した歳です。腎臓の元気が衰え始める時期に入ります。精神的な面では気力が弱って、イライラし怒りやすくなったりします。根気が衰え始めてきますので、仕事など長続きしなくなります。

体の面では髪が抜け始め、歯も枯れ始めて痩せて細ります。

女性では35歳に相当し、胃を中心に体の皮膚や筋肉など、外の部分が衰え始めましたが、男性は逆に体の中の内臓の元気が落ち始めて、根気や気力が落ち始めるのです。

男性は内臓から、女性は肉体から衰え始めるという真逆の性質にあったのです。

最近はこういう時期に、男性の更年期障害や、若年性の認知症などというものが出やすい時代になってきました。これも外で働いているストレスが、さらに加速させる原因になってきます。

【48歳（48～55歳）】８歳を６周した歳です。気力の低下が著しくなります。根気が衰え、体の面では顔などにも充分に栄養が行かず、顔にシワが出始めます。

頭には白髪が出始めます。女性の白髪年齢は42歳でした。この場合もやはり女性は、体という外側の部分の衰えに対して、男性は生命力の根本である内臓の元気が衰え始めるのです。ここで気がつくのが「白髪」です。近年はまだ若いのに、白髪がすでに出ている方がとても多いです。

20代の方でも多く見られます。これは白髪＝48歳からの若さ年齢に入ってしまっていることなのです。思い当たる方は健康に要注意！

【56歳（56～63歳）】８歳を７周した歳です。肝臓の元気が衰え始めます。お酒には弱くなり肝臓の色々な数値にもう問題が出てくるようになります。筋肉や神経の働き、視力が落ち始めます。筋肉の伸び縮みが今までより衰えてくるために関節や筋肉などの痛みが出やすくなってきます。

また精力も減退し生殖能力も衰えて、腰痛などが出やすくなります。腎臓に蓄えられた精気も少なくなり、腎臓自体も弱くなるために老化が始まります。「キレるおじさんの始まりに入ります」。

【64歳（64～）】８歳を８周した歳です。腎臓の元気の一番のみどころである歯も髪も抜け去ってしまうようになります。五臓六腑の活動も衰えるために、体のすべてが弱り始めて動きは悪くなってきます。生殖能力も尽きて、髪は白く、歩き方も不安定となります。

しかし中には64歳を過ぎても子どもをつくることができます。これは腎臓の元気が非常に高い人で、遺伝的に体力旺盛な人、あるいはそれまでの日常生活において、きちんと節制されていた方なのです。この64歳前後の男性は、内臓から衰え始めていましたので、注意すべき時期なのでです。よく退職してから「好きなことする」なんて言っていた方が急に病気で倒れた等という方のお話は、よく聞かれる話です。

女性では49歳に相当してきます。

以上女性男性における体力の状況を解説しましたが、自分はどのあたりかそんなところを確認することで、自然の流れに乗ることができ、健康で充実した毎日を過ごせるようになります。

この男女の周期は、体力・若さの周期ですので、その中心テーマは「生きがい」ということに尽きるのではないでしょうか。一言で生きがいと言ってもとても広く、各個人でもまったく違うものです。とはいえ辞書で調べてみますと「人生の価値」や「生きていく喜び」など、また「はりあい」「やりがい」「こだわり」などという違った角度から意味合いもあります。普段から何気なく使っている言葉ですが、意外と多様な意味合いを持っています。

この生きがいについては精神医学者、神谷美恵子著の「生きがいについて」みすず書房（1966）が生きがい論ブームの火付け役になっていると記憶しています。

本書の中では生きがいとは「存在の根底から湧き上がってくるもの」「自分がしたいことと義務が一致すること」「使命感に生きること」などと表現されています。

このような明確な生きがいという視点からも、自分の生き方、仕事、人間観関係などを横目で見るのもとても参考になるとは思います

第7章

健康になる食材を探す前に知っておくべきこと!

疲れを残さない睡眠のための食事

疲れている場所と食

ここでは、本来でいくと疲れを残さないで快適な睡眠を取るための、たくさんの食材などを紹介していくのが一般的です。しかし食材というのはその人の持って生まれた体質や、症状の軽い段階と重い段階のちがい、男女の別、どの季節に合うのか、どこに住んでいる人であるかによって大きく変わります。また同じ食材でも、産地によって食材の性質は大きく違ってきます。

しかし現在の漢方薬にしても薬膳料理にしても、中医学と言って各病名別の対症療法になっています。ここでは本来の自然の道理にかなった内容の基本中の基本をご紹介していきます。

同じ食材でも、基本的には寒い地域で採れた場合は体を温めるようにできています。暑い地方でできた同じ食材は体の熱を冷ますようにできているのです。

また、骨を丈夫にするためにカルシウムを摂りましょうということで、牛乳をたくさん飲んでくださいなどと言われたとします。しかしアレルギー体質を持っていて、アトピー性の皮膚炎や喘息、蓄膿症など持っている人に対しては、それらの症状を悪化させてしまいます。

牛乳は全体的には甘いものと同じ部類に入ってきますので、それを取ることによって、逆に神経は高ぶり、アレルギーが悪化し、夜は寝られず睡眠不足になってしまい、体力が低下してしまうのです。このとき私は魚からのカルシウムにしてくださいと教えてあげます。

たしかに牛乳にはたくさんのカルシウムが入っています。魚にもたくさんのカルシウムが入っています。カルシウムという狭い視点では間違いはありません。しかし、その食材の全体をちょっと見てみましょう。

牛乳は色が白い「液体」です。魚はどうでしょう、間違いなく「生き物」です。

陸上で生きている牛の液体と、海の中の生き物は全く違います。

東洋医学的に分けますと、牛や牛乳というのは消化器である胃・脾臓・膵臓といった消化器を中心にしたカルシウムと考えて行きます。一方海の中にいる魚はよく動き回りますので肝臓の元気を中心にしたカルシウムということになります。

このように同じカルシウム1つにおいても、何からとるかによって変わってきます。カルシウムが入ってできている全体像がみえてこないのです。そのことは悩んでいる患者さんのいろいろの症状と総合的に考えていかなければなりません。

カルシウムという成分のみを取り出して使うのであれば、確かに変わりはないでしょう。そうなりますと食材というよりは薬の分野になるです。

それでは今回は「食べることの重要性」、自分の身体全体の中で、「疲れている場所と食」について、基本的な本質を追究する伝統医学の視点で展開していきたいと思います。

疲れというのは、睡眠を取ることで、朝スッキリ起きられる状態が健康的な状態です。しかし同じ疲れでも、朝起きてもすっきりとせず疲れが残った状態は、疲れが慢性的な状態であり、病気の領域に一歩踏み込んだ状態です。

いわゆる回復力がある状態を健康な状態といいます。

しかし私たちの体自体は、食べることによって体の成長や健康を維持しています。ですから食事というのは睡眠と表裏一体の関係にあります。

1 【初公開】「食欲があるかないか」がもっとも重要

食欲で見分ける軽い疲れ・重い疲れって？

健康的な疲れの状態と、慢性的な疲れの状態を食事の関係からも知ることができます。

それが「食欲があるかないか」の状態です。これを知ることで自分たちの疲れの状況を知り、対応の仕方もわかってくるのです。こんな知恵も東洋医学の中にはあります。

食欲さえあれば、睡眠の次の回復力は確保されていきます。

①軽い肉体疲労の段階

この段階はいちばん軽く、いくら仕事などで疲れていても、食欲は落ちることなく、いくらでも食べられる状態です。夜遅い食事やおやつ、寝る時間が遅いとよけいに太る段階ですので、日常の生活のみ気をつければよい段階です。

②軽い内臓疲労の段階

内臓の元気を落とし始めていますが、まだ疲れなどが軽い人です。

この人は、「食欲がないけど、食べ始めたら普通に食べられる人」なんです。

この人は単純に、まだ疲れが軽い人で表面的な疲れの人です。

この方は胃だけが弱っている人です。まあ食べても食べなくてもいいかなあという感じですが、周りから食べたほうがよいですよと言われると、普通に食べられる方です。仕事で言うなら、なかなかお尻が重くて動かないのですが、やり始めると最後までできる人です。表面は暗いのですが、芯は明るい状態の人と言えます。

③重い内臓疲労の段階

さらに疲れも慢性的になり、体の中から回復力や体力などというものが失われている人。

こういう方は、意外と思うかもしれませんが、食欲があり食べるんだけど、すぐに嫌になって食べられない人なのです。皆さんの周りに多分いるのではないでしょうか。こちらの方が、実はちょっと慢性的で、体の中から内臓全体のスタミナが落ちている人なのです。仕事では、持続力がない根気力がない人ですね。はいと返事はするが、なかなかやらない人たちです。この場合は具体的には、軽い人は胃の不調だったのですが、それを支えるもっと深い部分の脾臓や膵臓の元気まで落ちている皆さんです。表面的には明るいのですが、中が暗いという感じです。

④重症の病的な段階

これは病的な段階です。この場合は、普段美味しいと思って食べているものでも、そして何を出しても一切食べられない方です。これは体も内側の内臓や心なども病んでいる段階に入ってきます。

最近は病気でなくても、生まれたときから体力がなくて全く食欲がない、食べてもおやつ程度なども言う子どもたちも非常に増えてきています。

このように食欲にバラツキが出てくると、精神的な部分も大いに関係してきますし、一時的に精神的に落ち込んでいる場合も当然あります、

2 「食欲」と「思い悩む」は兄弟分

精神状態を反映する食欲

この大切な食欲に対して、「食欲があるかないか」についての中心的な精神状態というのが「思慮する」、つまり「思い悩む」ことが多くなります。あるいは一時的に悩み事が一気に来た場合です。いつもだと笑ってすませることが、すませなくなるんです。

そんな経験はどなたにでもあると思うのですが、胃が痛いと感じたことはあります。「食は思い悩む」という感情と波長が同じなのです。

「思い悩む」とは問題解決のための「選択肢が見つからない状態」だった

この「思慮する」「思い悩む」というのは、東洋医学の心理学においては具体的にどのように考えていくのでしょう。その答えはとてもシンプルなのです。

抱えてる問題に対して「選択肢が見つからない状態」ということなのです。

だから悩むのです。食べるものに例えるなら、消化不良の状態と全く同じなのです。

何か困ったことが起きたとき（胃に入ってくる食材）、どうしよう、どうしたらいいんだろう、どうしてそうなの？（消化不良）のように、判断できない状態と言えるのです。何か悩みが長く続いたとき、「胃が痛い」「食欲がない」というのはこのためだったのです。

このようなときは、選択するための基準や優先順位などをお話してあげるとよいのです。その他では単純に精神的なものというよりも、単に食べ過ぎや偏った食事、体には合わないサプリメントやお薬などというものも、胃腸を壊してしまい食欲に影響を及ぼすという場合も当然ありますので、その点の見分けも必要になってきます。

胃と腸はセット

食べるということでは、胃腸は常にセットで使われる言葉です。

これも大切な点ですので、見分け方の基準をご紹介します。

胃を壊した場合は、食べて30分前後ぐらいで下痢をしたりします。

また腸を壊した場合は、食べてから1から2時間後ぐらいに下痢をする方が非常に多いのです。

同時に身体の面では、胃を壊すと膝や股関節を中心として足腰のほうの症状が非常に強くなってきます。足が冷たいなどというのは、それに当たります。

それに対して、腸を壊している場合は、手の症状が中心に出てきます。そのときは手が冷たい痺

れるなどの手や肩こり背中などの症状が出ることが非常に多いのです。胃の場合は精神的に「思い悩む」というものでしたが、

腸の場合は「憂い悲しむ」という意外と悲観的でマイナス思考的な精神状態になってきますので、同じ食べるもののトラブルでも対応の仕方が必然的に変わってきます。

ですから悩み事が多くて胃腸を壊した場合は、胃に関係した自分の足で少し散歩したり歩き回ったりすることで、胃腸の働きは活発になりますので意外と悩みの解決に役立つものです。悩みが出てきたらまずは歩いてみましょう。その後で考えてみましょう。

現代医学でも、血液検査によって消化に関して東洋医学を裏づける結果がどんどん出てきておりますので、以下の内容も是非参考にしてみてください。

「血液の若さ」を守るのが「脾臓」

「若さ」を保つには、体の隅々まで酸素がめぐり血液の中の細胞が常に新鮮である必要があるのです。その大役を果たすのが「脾臓」です。

そして血液は、体の中の60兆個ある細胞に酸素を運んでいるのですが、その血液が脾臓には1分間で３００mlも流れ込んでいるのです。

「脾臓の働きを一言で言うなら、血液中の異物を取り除き若さを保つ〝フィルター〟と言えるのです」。具体的には、生きていくために重要な酸素を運んでいるのが、皆さんご存じの血液中の「赤

血球」なのです。その数はやく20兆個だそうで、体の細胞の3分の1にも相当しますので、脾臓と血液の関係はとても重要なのです。この「赤血球」の中はヘモグロビンというたんぱく質です。これも聞いたことがあると思います。

この「赤血球」の寿命が120日で、毎日にすると約2000億個の古い赤血球が出てくることになります。しかし毎日同じぐらいの数が生まれてもいます。

そして脾臓では、古くなった赤血球などを振り分けて壊し、肝臓へ送ります。

さらに再利用できる鉄分だけを、赤血球をつくる骨髄（東洋医学では腎臓の気）に送ります。

肝臓では、脾臓で壊された古い赤血球の中のビリルビンなどを最終的に処理しているのです。

3　人の好き嫌いと、食べ物の好き嫌いはまったく同じ

人の好き嫌いの多い人の落とし穴

最近は非常に便利な時代になり、人の好き嫌いというものが意外とはっきり出てきています。このことは人に限らず、仕事の好き嫌いにまで及んでいます。

東洋医学の視点でこの原因を探っていきますと、人の好き嫌いの多い人は、食べるものの好き嫌いも多くなるのです。

食べるものも豊富になりましたので、やはり自分の好きなものを自由に選べるという本当に幸せ

な時代が来ました。しかし逆に言いますと、偏った栄養状態に傾く原因になってしまいます。

たぶんスーパーなどへ行って買ってくるものというのは、8割は同じようなものを買っているのではないでしょうか?。　人間は無意識のうちに以外と同じもの買って安心しているところがあります。

習慣の生き物ですから、どうしてもそうなってしまいます。そういった慣れが、人の好き嫌いにまでに発展してきます。食べ物の好き嫌い＝人の好き嫌いの原因になっていくのです。そんなときには、あえてその悩みの種になっている人のよいところを見つけてみてはとか、自分の写し鏡だよなどとはお話しても解決しないものです。

それで解決できる人は、理性的な人なのですが、そんな理性的な人ばかりではありません。そんなときに教えてあげることが「いままで食べたことないものや、嫌いだったものを食べる練習をしてみましょう」というようにお話します。

好きか嫌いかという視点に立った場合には、それは人であっても食べるものであっても全く同じ感情だからです。ただ対象が違うだけなのです。もう体に染みついてしまった考え方や、習慣というものはそんなに変われるものではありませんので、そんなときに解決策として私がお話するのが、色んなものを食べてみなさいという内容です。

いままで嫌いなものだったものや色々なものが食べられるようになり、食生活に偏りがなくなってくると、人に対しても全く同じ体験をしているのと同じ経験となり解決していくものです。

体の栄養も、心の栄養も入り口は胃

この点からも東洋医学で考える栄養というのは、体の栄養はもちろんのこと、自分の知らない価値観を受け入れる心を養うための栄養も、脳における知識としての栄養も全く同じと考えています。ですから、さきほど人の好き嫌いの多い人は食べ物の好き嫌いをなくしましょうというお話をしましたが、実際には食物アレルギーの人もいます。このような方に関しては、脳の知識と栄養という視点から私はアプローチしていきます。

つまり今まで読まなかった分野の本や、あまり好きではなかった内容の本や情報です。このようなアプローチからも、人の好き嫌いから出てくる悩みの解決に間接的に役立っていくのです。

食べ物の好き嫌いは、単に体の健康だけでなく、人間関係や仕事面あるいは自分とは違った価値観を理解する上で非常に役立ってきますので、悩みも消え、寝てから悶々と悩むことも少なくなり快眠状態をつくり出し、体の健康を超えて、生きて行く上での人生の健康に繫がっていくのです。

4　パンとコーヒーだけの朝食は最悪!

胃を冷やしてしまい、草食系の日本人には合わない

パンというのは東洋医学においては、温めるでもなく冷やすのでもなく中間のくらいです。人間の体というものは 体を温める熱は胃でつくられ、そのバランスを取る冷えというものは腎臓でつ

くられてきます。その点でパンというのは可もなく不可もない状態です。これを「平性」といいます。

しかし、コーヒーの苦味というのは、冷やすという夏によいという性質を持っています。ですから体温が一番低い朝は、体温を上げるための食事であるべきなのです。さらに私たち日本人は本当に味にうるさい方なので、非常に濃いコーヒーを飲んでいます。余計に冷えてしまいます。

さらに日本人というのは精神性が高く、先ほどのように精神構造の前提には「恐怖感・不安感」というのが前提にあり、胃は常にダメージを受けている状態です。そんなところへ胃の本来の働きを脅かす冷やすために、朝食のコーヒーは知らないうちに疲れやすい体になってしまいます。

当然、たまに飲むのは全く問題はありません。

このコーヒーは、どちらかと言うと暑い地域に住む方達の飲み物です。食べるものにおいてもどちらかというと肉食を中心にした熱カロリーの高い人たちが飲むぶんには問題はないのです。体の中の熱を取り、平静を保つことができるからです。

やはりコーヒーにおいても、胃にダメージを与える原因になりますので、精神的には思い悩むという一因になることは間違いありません。7時から9時は胃に元気を与える時間なのです。

このように、パンとコーヒーだけの朝食は体を冷やしすぎて元気が落ちますが、さらに朝食に生野菜のサラダがよいと言われいます。確かにダイエットなどに効果はありますが、毎日続けるのは胃を冷やしてしまうのです。私も経験があるのですが、だんだん食欲が落ちてくるのです。できれば温野菜にしてみてください。

5　7時から9時に朝食は絶対に食べよう

胃が動き出す時間、それが7時から9時

先の章でも書きましたが、朝食を食べる時間というのは朝7時から9時の間が最適な時間となります。それはこの時間帯は胃の働きが一番活発になる時間帯なのです。ですから消化も非常によく、体の栄養として有効に働く時間でもあるのです。

それでは、なぜこの時間が理想的なのかと申しますと、胃というのは口から入ってきた朝食が、体の中へ栄養として入っていく関所だからです。

その時間に胃を有効に働かせてあげないと、胃の働きは退化して、体の中に栄養が入っていかなくなり、結果として疲れやすい体になっていくのです。そして1日の働く元気というものは、朝食を食べることによって、そのエネルギーで1日仕事をすることになります。

その点で多少朝食の時間はずれたとしても、朝食は抜いてはいけないのです。朝食をとらないと、体の中から栄養を使ってしまうのです。貯金を下ろして使うようなものです。ですから朝食をとらないで仕事をする人は年齢以上に老化が進んでしまうのです。

実際の治療にあたっては、五臓六腑に消化・吸収・排泄と体中の水分調整やホルモンの調整などをひとまとめにしたものを1つ加えて六臓六腑といいます。

六と六を足しますので、12の内臓の元気が1日を循環していきます。

これが、十二支とよばれる時間の記号です。昔は時間をあらわすのに、子の刻とか、丑の刻というふうに言っていました。この1つは現在の2時間単位ということになるのです。現在はそれを2つに分けて24時間で表していますが、体の変化は、やはり2時間単位で動いているのは診察上間違いはありません。

さきほど胃が弱ると思い悩みやすくなると申しましたが、朝食を抜くという視点から考えてみますと、まだ思い悩むほうがまだ可愛いということになります。朝食を抜くと胃が働かなくなりますので知識や情報が全く頭の中に入らなくなり、選択肢どころか考えることの苦手な人になってしまうのです。

6　疲れを残さない食事の極意

自分と同じ環境で育ったものを食べるのが最高の贅沢

まず一番大切なことは「地産地消」ということです。自分の住んでいるところでできてきたものが一番大切です。それは、いま自分が住んでいる気候や環境と一致するからなのです。

さきほども書きましたように、寒い地方に住んでいる皆さんの体というのは、寒さという気候に耐えてできています。そして自分も同じ気候の中で住んで生活をしているのです。

波長が全く同じで体には非常に馴染み安いのです。その割合というのは、やはり8対2の基準で選ぶべきなのです。地元の食材を8割取ってください。ですから何か自分の体や病気のことで悩んでいる場合に他の地域でつくられた2割の食材も力が発揮されるのです。

しかしこれが逆転してしまうと全く食べた効果は出ませんし、逆に悪い結果を生むかもしれません。それは地域地域で食材の性質が全く違うからです。よく食べるものの情報にすっかりはまってしまった方の中に、お米はどこどこさんですとか、野菜は何何県産でした、外国のどこどこ産のものが効果があるなどと言っている方がおりますが、やはり逆効果なのです。

基本的に北海道や東北などの寒い地域のものは、全体傾向として天候が寒いので、体の熱を逃がさないように保温効果があります。しかしそれを気温の高い九州とか沖縄の人たちが8割取っていたらどうでしょう。熱中症にかかってしまいます。暑い方の地方の皆さんの身体というのは、暑いですから必然的に熱を逃がすようになっています。治療効果を求めて毎日の食品を決める場合の究極のポイントと言えます。

旬の物を食べるのが最高

次に重要なことは、旬の食べ物という考え方です。季節のものをやはり取るのが最高なのです。先ほどの地域の違いによって起きる食べる物の効果と同じように、基本的には春夏は外の気温は高くなっていきますので、体の中の熱は冷ますような食べ物がとてもよいことになりますし、秋冬は外の気温が寒くなってきますので体の中を温める作物が自然にできてきます。それに従うことが非常に大切な2つ目のポイントとなります。

この点で、特に先進国などと言われるところでは冷蔵庫の発達によって、保存が効きますので季節感がなくなってくるということになり、冷蔵庫が普及することによって、病人が増えているという調査結果もあります。

災害時とか緊急事態のときは確かに非常に便利なものです。しかし日常の生活においてはできるだけ、買い求めてきたらすぐに食べる習慣がやはり必要な現代になっています。この点では品種改良というものが非常に進み、1年中何でもあるという幸せでもあるのですが、改めてこれからの私たちは本来の食材の季節感を学ばなければならない時代が来たように思います。

これは意外と難しいようですけども、伝統的な本来の医学から言うと、意外と簡単なのです。食材の見分け方のポイントは「色と味と香り」という3つの点から持って行くからです。本書の中では、紙面の都合上そこまでは踏み込めませんが、何かの機会にお伝えできればと思います。

3つ目の重要なポイントは、やはりバランスの取れた食事ということになります。

このバランスとは、人間というのは、これだけ高度な働きを持って日常生活を送っていますので、たくさんの種類の栄養を必要としています。特定の物にはまってしまったりすると、栄養が偏りどうしても健康を害することになります。

よく見られるのが、何もないときは全く問題ありませんが、何か病気になったときに答えが出てくること。それは何でも食べている人と違って治りが非常に悪いという点が常に伺います。これは先ほどの好きなものだけを食べるという偏食と全く同じです。なかなか治りづらい状況ができてきますし、治療の際の選択肢が非常に狭くなってしまう事実を毎日のように見ております。

このバランスの取れた食事の中で一番重要なのは、男性と女性の違いです。

前の章でも書きましたように、男性と女性では体力の強い部分と弱い部分が全く逆なのです。男性は内臓からの内側の元気を使って、筋肉など外側の元気が旺盛になっています。ですから男性は内側を補う食べ物をたくさん取らなければいけません。

例えば秋の後半から春の前半によく取れる食材です。具体的には根菜類をベースにして、煮物であったり魚介類こういったもの、さらに青物野菜こういったものを基本にして考えなければなりません。

女性の場合は中は充実していて外側の肉体や筋肉などが弱いために、地上に出てくる野菜やたねや実などそういったものを豊富に取る必要が出てきます。

そして男性ともに共通ししてる内容は、現代人は非常に疲れているということで、熱を加えたりして暖かくして食べるのが基本となります。その上に立って、皆さんがここに書かれている病気や症状に基づいて特定のものを取るのは非常に効果が高く出てきます。

夜は睡眠によって体も休めるように、お腹も休めることがとても重要になってきます。夜の8時以降の連日の飲食というのは、健康にはあまりおすすめできないものです。

7 疲れ知らずの肝臓強化食材でぐっすり睡る

肝臓を別名で「疲労の臓器」といいます

睡眠を妨げる疲れは、私たちの体の中にある肝臓の元気次第です。その肝臓の元気を見るための最大のポイントが「眼・筋肉・爪」です。ここに違和感や色々な症状が出たときには注意が必要です。

この肝臓の元気を取り戻し、元気をつけて疲労に強い体をつくるために、必要な食材というものがあります。その基本となるのが旬の食べ物という視点です。

この肝臓というのは、季節に当てはめますと「春の気候」と全く同じなのです。ですから春の旬のものをいただくというのがとても大切になってくるのです。

季節において春というのは、2月4日頃の立春から5月5日の立夏の前日までの90日間を言います。この時期にしっかりと春の旬のものをいただくと、胆のうと肝臓などの元気が旺盛となり、その後1年間の健康の基礎が出来上がってきます。

この時期に春の旬のものを十分に取れていない皆さんが1番多くかかってしまうのが、ご存知の「風邪」や「インフルエンザ」なのです。いつも風邪を引きやすかったりインフルエンザにかかりやすかったりするなどという方は、この春の旬の食べ物が非常に少ないということになります。しかし実際に食べてはいるのですが、身体自体が弱り栄養として吸収されていない場合もあります。

肝臓は疲労の臓器と言いましたが、睡眠不足や過度の仕事の疲れによって、過度に肝臓を疲れさせているからです。これではいくら春の旬の食べ物を取っても、いつも風邪ばかり引いてしまいます。

ここで１つ疑問を感じられた方がいると思います。それはいきなり胆のうという言葉が出てきたからです。東洋医学では、胆のうと肝臓は兄弟関係にあり、表裏一体の協力しあう関係になっています。

それでは春の旬の食材をご紹介していきます。

それは「魚を中心とした魚介類」と「青物野菜」です。最初の魚の類では特に青みの魚が非常に効果が高く現れます。青物野菜はほうれん草や小松菜とかたくさんあります。面白いのは長ネギです。上の部分の青い部分は肝臓の元気を非常に高めますが、その下の白い部分は肺を中心にして呼吸器や皮膚の状態など整えていくようにできています。

ここのテーマである肝臓などを元気にしたいという目的であれば、長ネギの青い部分を豊富にとると、同じネギを食べても効果は違ってくるのです。

それでは、この春の大切な食材である魚類と青野菜について、さらに効果を高める方法があります。それは同じ春でも前半と後半では違いが出てきます。

春の前半と後半の分かれ目は、３月20日頃の春分の日を境にして決めていきます。

そして春の前半は、兄である胆のうが最も元気になり始める時期に入ります。魚を中心とした魚介類を多く食べることで、検査などで胆のう要注意の指示が出されてる方には非常に効果的となります。

そして春の後半部分が、弟である肝臓の元気が最も盛んになってくる時期に入ってきますので、青物野菜がさらに効果を発揮します。

このように筋肉疲労を取りたい・目の疲れを和らげたいなどという皆さんにとっては春の旬の食材は非常に効果的になります。

ここで、なぜに同じ春なのに、前半は海の中で動き回る魚類で、後半は反対に地上に天気のままに育つ青物野菜なのでしょう？　よく考えると真逆です。

私は常にこんな疑問が次々と湧いてきて、調べるのが楽しくなるのです。

ご存知のように春というのは、草や木など畑のものにしてもすべてが芽を噴き出して生まれてくるときです。これは地球の長い歴史の中での生物の発生の起源に由来しているのです。

生物の発生というのは、海から始まった単細胞ですべて内容は周りから取り込んでいましたが、やがて自分で栄養をつくり出す手段が必要となりました。これが皆さんご存知の「光合成」です。

その歴史は約35億年前の「シアノバクテリア」に始まりました。水から ブドウ糖などを作り出すと、今度は「シアノバクテリア」が酸素をつくれるようになりました。酸素はつくれるようになると、その酸素を利用し呼吸をする微生物も誕生したのです。

このように生物の発生は、海から生まれてやがては陸上に上がって爬虫類などという経緯があります。まさに春の食材が、前半では海の中の魚類で後半が陸上の青野菜であることの裏づけです。

このようなことを昔の人たちはよく知っていたのです。このようなことを考えながら春の旬の食材を取られるのも、体の細胞に深く栄養が浸透していくのではないでしょうか。

【図５　労働者の疲労蓄積度チェックリスト（出典：厚生労働省）】

労働者の疲労蓄積度自己診断チェックリスト

記入年月日＿＿＿＿年＿＿月＿＿日

このチェックリストは、労働者の仕事による疲労蓄積を、自覚症状と勤務の状況から判定するものです。

１．最近１か月間の自覚症状について、各質問に対し最も当てはまる項目の□に✓を付けてください。

1. イライラする	□ ほとんどない（０）	□ 時々ある（１）	□ よくある（３）
2. 不安だ	□ ほとんどない（０）	□ 時々ある（１）	□ よくある（３）
3. 落ち着かない	□ ほとんどない（０）	□ 時々ある（１）	□ よくある（３）
4. ゆううつだ	□ ほとんどない（０）	□ 時々ある（１）	□ よくある（３）
5. よく眠れない	□ ほとんどない（０）	□ 時々ある（１）	□ よくある（３）
6. 体の調子が悪い	□ ほとんどない（０）	□ 時々ある（１）	□ よくある（３）
7. 物事に集中できない	□ ほとんどない（０）	□ 時々ある（１）	□ よくある（３）
8. することに間違いが多い	□ ほとんどない（０）	□ 時々ある（１）	□ よくある（３）
9. 仕事中、強い眠気に襲われる	□ ほとんどない（０）	□ 時々ある（１）	□ よくある（３）
10. やる気が出ない	□ ほとんどない（０）	□ 時々ある（１）	□ よくある（３）
11. へとへとだ（運動後を除く）	□ ほとんどない（０）	□ 時々ある（１）	□ よくある（３）
12. 朝、起きた時、ぐったりした疲れを感じる	□ ほとんどない（０）	□ 時々ある（１）	□ よくある（３）
13. 以前とくらべて、疲れやすい	□ ほとんどない（０）	□ 時々ある（１）	□ よくある（３）

<自覚症状の評価>　各々の答えの（　）内の数字を全て加算してください。　合計□点

Ⅰ	０～４点	Ⅱ	５～１０点	Ⅲ	１１～２０点	Ⅳ	２１点以上

２．最近１か月間の勤務の状況について、各質問に対し最も当てはまる項目の□に✓を付けてください。

1. １か月の時間外労働	□ ない又は適当（０）	□ 多い（１）	□ 非常に多い（３）
2. 不規則な勤務（予定の変更、突然の仕事）	□ 少ない（０）	□ 多い（１）	－
3. 出張に伴う負担（頻度・拘束時間・時差など）	□ ない又は小さい（０）	□ 大きい（１）	－
4. 深夜勤務に伴う負担（★1）	□ ない又は小さい（０）	□ 大きい（１）	□ 非常に大きい（３）
5. 休憩・仮眠の時間数及び施設	□ 適切である（０）	□ 不適切である（１）	－
6. 仕事についての精神的負担	□ 小さい（０）	□ 大きい（１）	□ 非常に大きい（３）
7. 仕事についての身体的負担（★2）	□ 小さい（０）	□ 大きい（１）	□ 非常に大きい（３）

★1：深夜勤務の頻度や時間数などから総合的に判断して下さい。深夜勤務は、深夜時間帯（午後10時－午前5時）の一部または全部を含む勤務を言います。

★2：肉体的作業や寒冷・暑熱作業などの身体的な面での負担

<勤務の状況の評価>　各々の答えの（　）内の数字を全て加算してください。　合計□点

A	０点	B	１～２点	C	３～５点	D	６点以上

【図６　総合判定】

３．総合判定

次の表を用い、自覚症状、勤務の状況の評価から、あなたの仕事による負担度の点数（０～７）を求めてください。

【仕事による負担度点数表】

		勤務の状況			
		A	B	C	D
自覚症状	Ⅰ	0	0	2	4
	Ⅱ	0	1	3	5
	Ⅲ	0	2	4	6
	Ⅳ	1	3	5	7

※糖尿病や高血圧症等の疾病がある方の場合は判定が正しく行われない可能性があります。

⇨ あなたの仕事による負担度の点数は：□点（０～７）

	点数	仕事による負担度
判定	０～１	低いと考えられる
	２～３	やや高いと考えられる
	４～５	高いと考えられる
	６～７	非常に高いと考えられる

４．疲労蓄積予防のための対策

あなたの仕事による負担度はいかがでしたか？本チェックリストでは、健康障害防止の視点から、これまでの医学研究の結果などに基づいて、仕事による負担度が判定できます。負担度の点数が2～7の人は、疲労が蓄積されている可能性があり、チェックリストの2.に掲載されている“勤務の状況”の項目（点数が1または3である項目）の改善が必要です。個人の裁量で改善可能な項目については自分でそれらの項目の改善を行ってください。個人の裁量で改善不可能な項目については、上司や産業医等に相談して、勤務の状況を改善するように努力してください。なお、仕事以外のライフスタイルに原因があって自覚症状が多い場合も見受けられますので、睡眠や休養などを見直すことも大切なことです。疲労を蓄積させないためには、負担を減らし、一方で睡眠・休養をしっかり取る必要があります。労働時間の短縮は、仕事による負担を減らすと同時に、睡眠・休養を取りやすくするので、効果的な疲労蓄積の予防法のひとつと考えられています。あなたの時間外労働時間が月 45 時間を超えていれば、是非、労働時間の短縮を検討してください。

【参考】時間外労働と脳血管疾患・虚血性心疾患との関連について

時間外労働は、仕事による負荷を大きくするだけでなく、睡眠・休養の機会を減少させるので、疲労蓄積の重要な原因のひとつと考えられています。医学的知見をもとに推定した、時間外労働時間（1 週当たり 40 時間を超える部分）と脳出血などの脳血管疾患や心筋梗塞などの虚血性心疾患の発症などの健康障害のリスクとの関連性を下表に示しますので参考にしてください。上のチェックリストで仕事による負担度が低くても時間外労働時間が長い場合には注意が必要です。

時間外労働時間	月 45 時間以内	時間の増加とともに健康障害のリスクは徐々に高まる	月 100 時間または 2～6 か月平均で月 80 時間を超える
健康障害のリスク	低い	➡	高い

第8章

疲れを残さない睡眠のためのツボ療法

眠れないときにどうするか？

1　全身の疲れを取って、ぐっすり眠るツボ3種

第一段階　毎日の全身の疲れを取る体力強化のツボ

まず第一段階として、全身の毎日の疲れを取って、快適な睡眠に入りやすい体をつくっていきます。

これは単に睡眠だけではなく、すべての疲れを解消していきますので、仕事・人間関係でのストレス・能力の開発など元気な体の状態をつくるためのものです。

使い方としては、その日の仕事や体に疲れを残すような日程などが入っていたときは、朝起きたときにやると1日疲れないで済みます。たとえ疲れたとしても、最低限の回復力のある範囲で疲れが治ります。

・夜にすると1日の疲れが取れます。
・朝にすると今日1日順調に過ごせます。
・お灸は熱くなったらとりましょう。
・1度に同じツボに続けて2～3回が効果的です。
・お灸の種類は、皆さんのお使いのもの使用してください。

私のおすすめは「せんねん灸」のレギュラー（伊吹）です。

これが熱すぎてと言う方は「せんねん灸」のソフトタイプがおすすめです。

〔図表7　足の三里〕

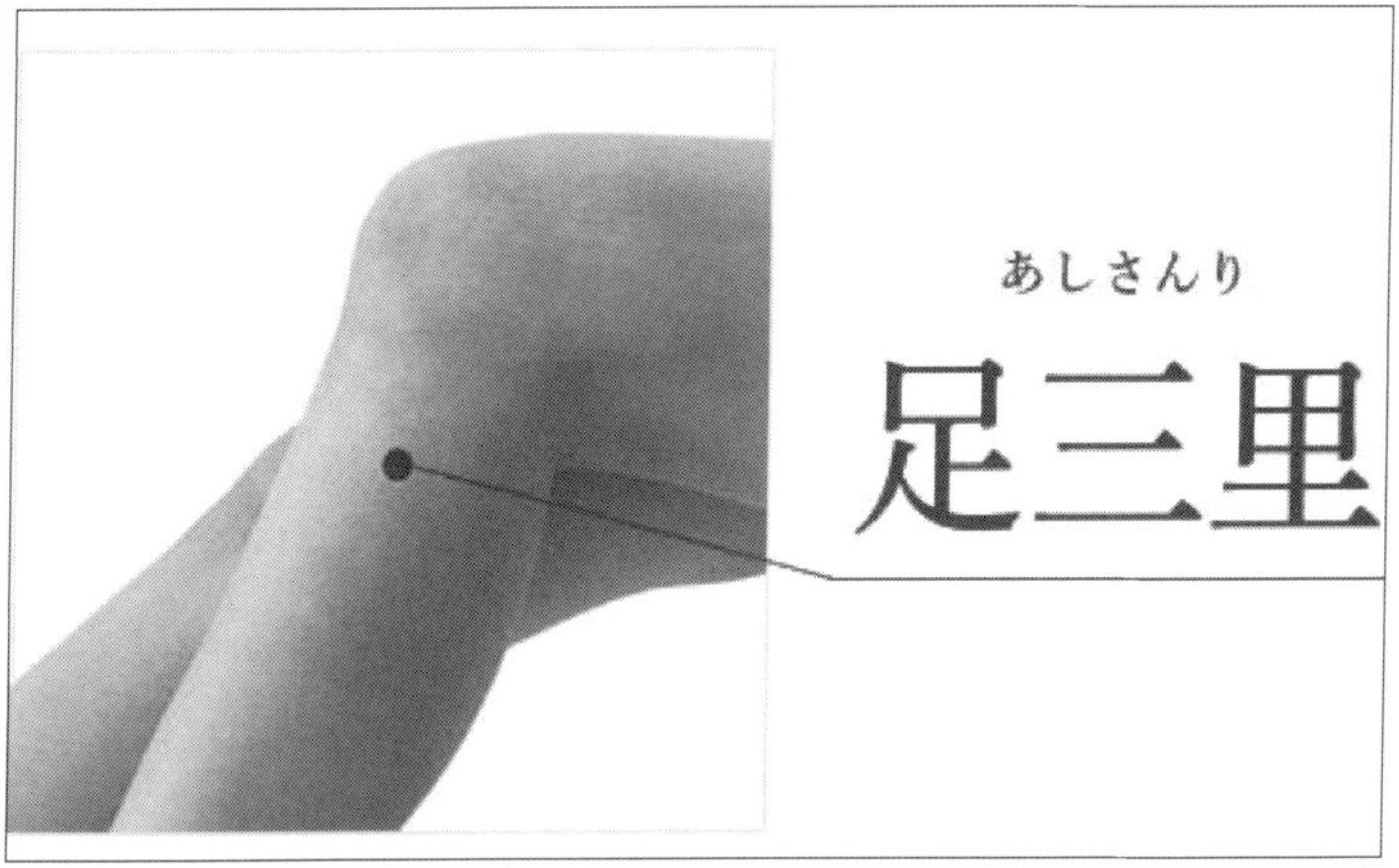

・次のツボへの指圧でも、ある程度の効果があります。
・朝夕ともやると効果倍増です。

①「足の三里」のツボへのお灸または指圧

このツボ（図表7）は胃中心に体を丈夫にし、下半身の疲れをすべて癒やしてくれます。

取り方：膝の皿の下、すねの真ん中を押すと痛むところ

②「手の三里」のツボへのお灸または指圧

このツボ（図表8）は腸を中心に体を丈夫にし、上半身の疲れをすべて癒やしてくれます。

取り方：曲げた肘にできる線から、指3本分の幅の下にある、筋肉が盛り上がっているところ。

③「手の合谷」のツボへのお灸または指圧

このツボ（図表9）は眼や鼻など顔全体の張りとツヤがでて、眼の疲れなど解消して丈夫にします。

取り方：手の親指と人差し指の間で、人差し指の骨にそって押して痛むところ。

【図表8　ツボの図】

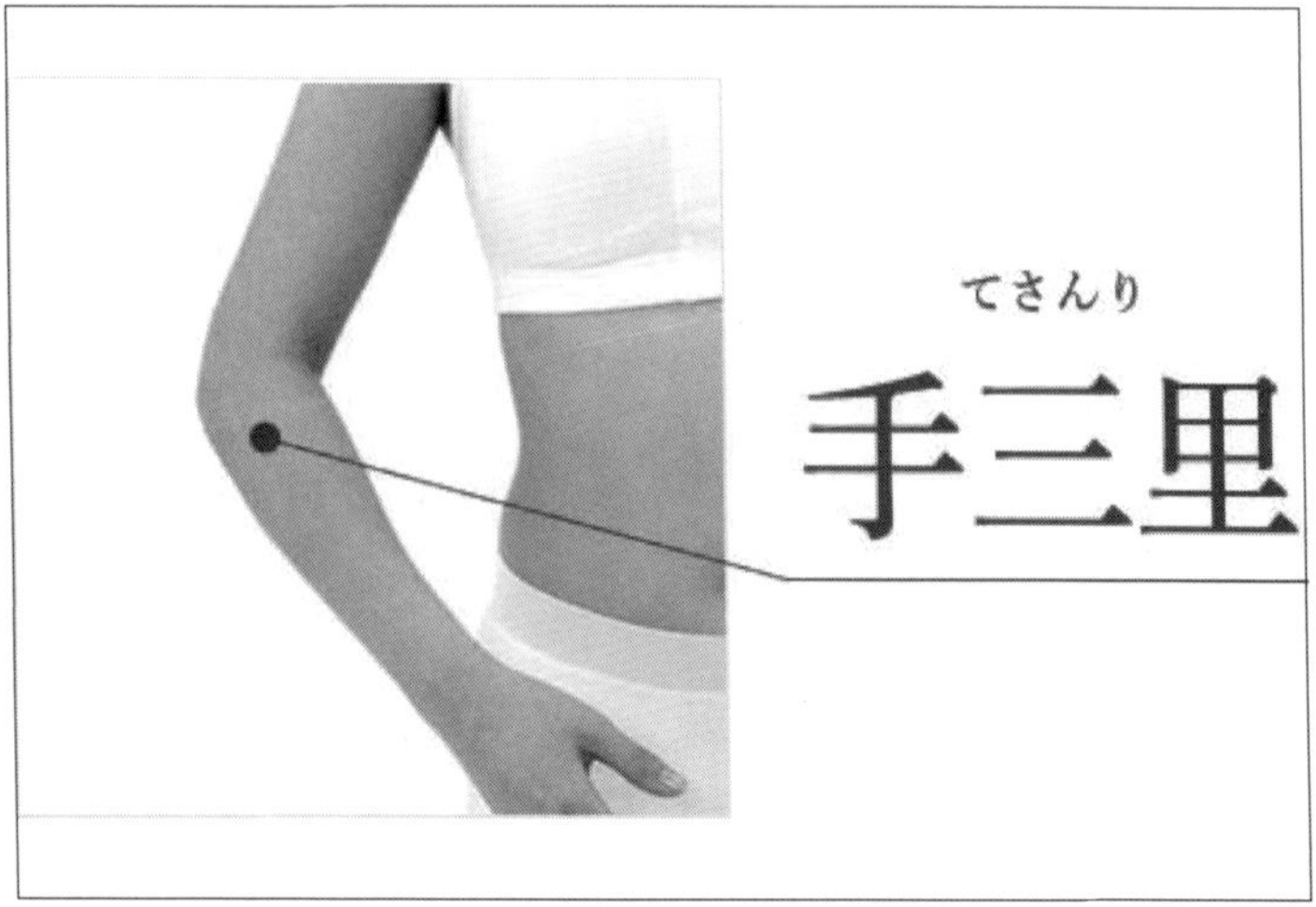

【図表9　ツボの図】

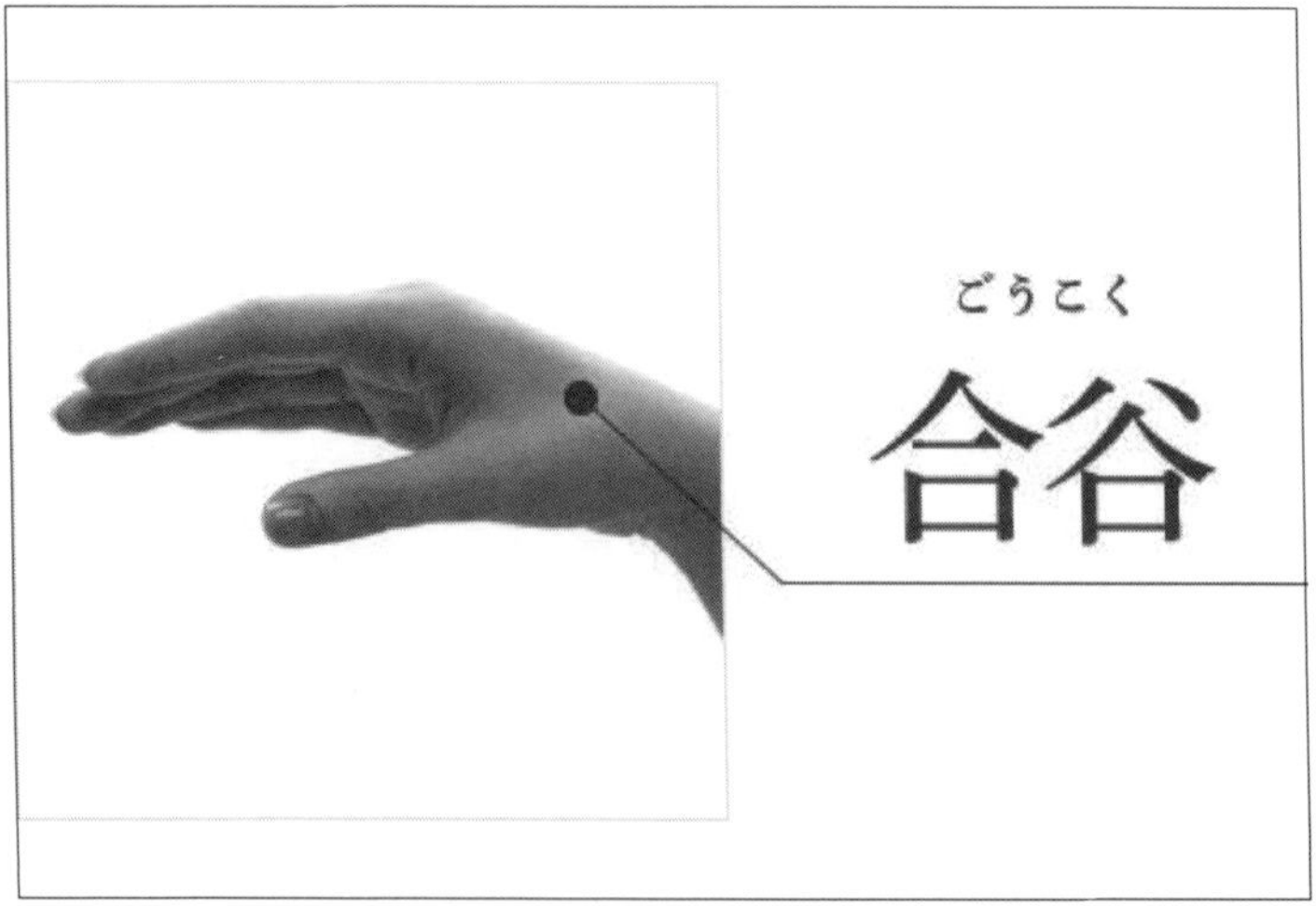

以上の3種（左右で6カ所）の効果は、お灸をやっている最中から効果が出始めます。まず目がはっきりとしてくることとこれが目安になります。

これを続けることによって、疲れない体が完成していきます。ただし、お仕事の内容や過労の度合いによって個人差は当然出てきます。

2　深い眠りを助けるツボ＝縁と運の門を開く

次に大切なのが、体の快眠になるための門を開くこと

せっかく疲労とっても、全身の気の流れがよくならなければ、効果は下がってしまいます。すべての原因が不眠に繋がっていきます。

その睡眠をスムーズに運ぶための体の中の門を開くためのツボを紹介していきます。

たった2つのツボ「照海」と「申脈」で解決

この2つのツボを同時に使うことで、夜は快眠のための門を開いて眠れるようになり、明日は快適に目が覚めてられるようになります。

その他の症状では、婦人科系の症状・うつ病など精神的な問題・捻挫などが効果があります。

①快眠の門を開くツボ　①「照海・しょうかい」

〔図表10　ツボの図・照海〕

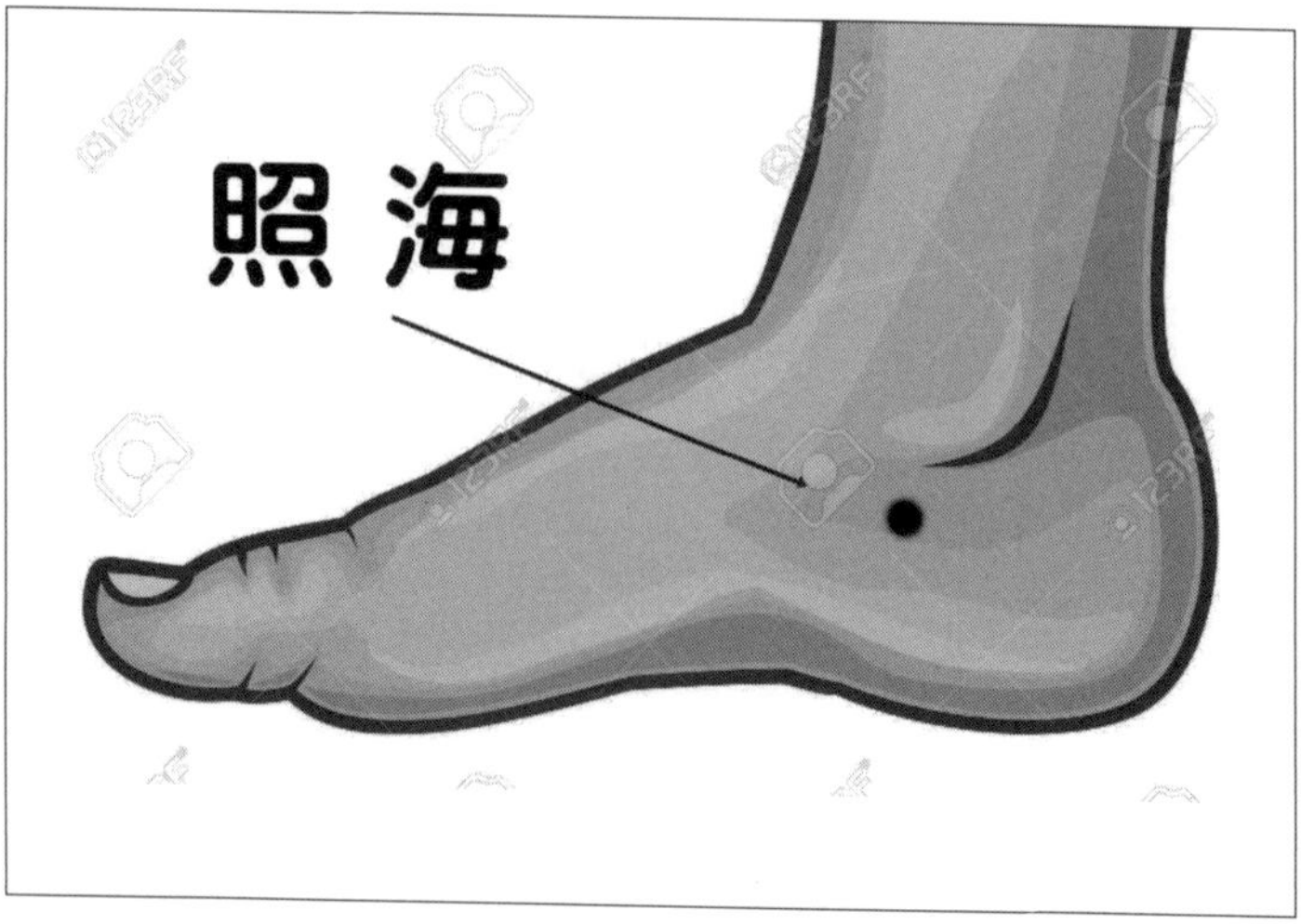

〔図表11　ツボの図・申脈〕

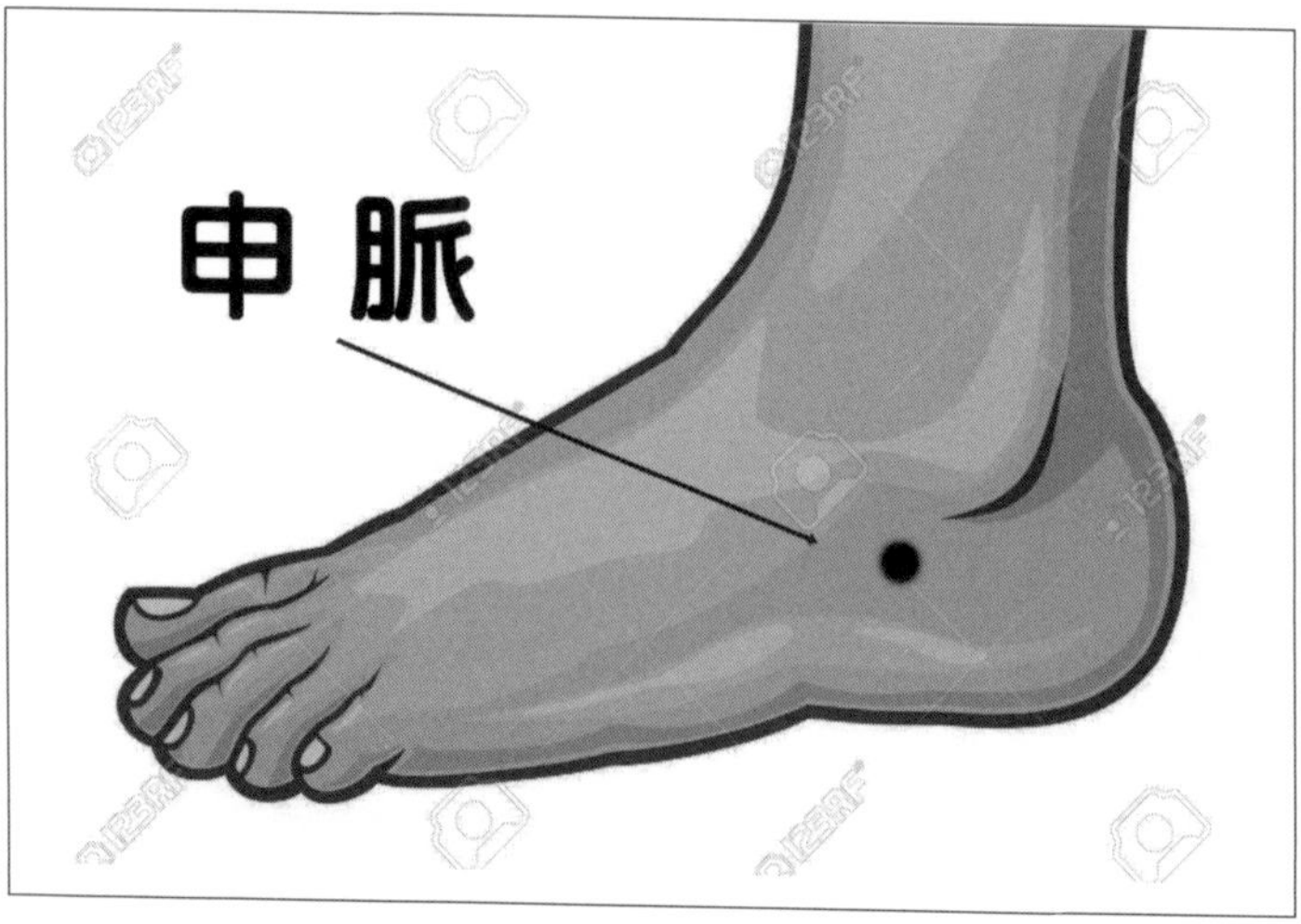

〔図表12　むくみといびき解消・睡眠のツボの図〕

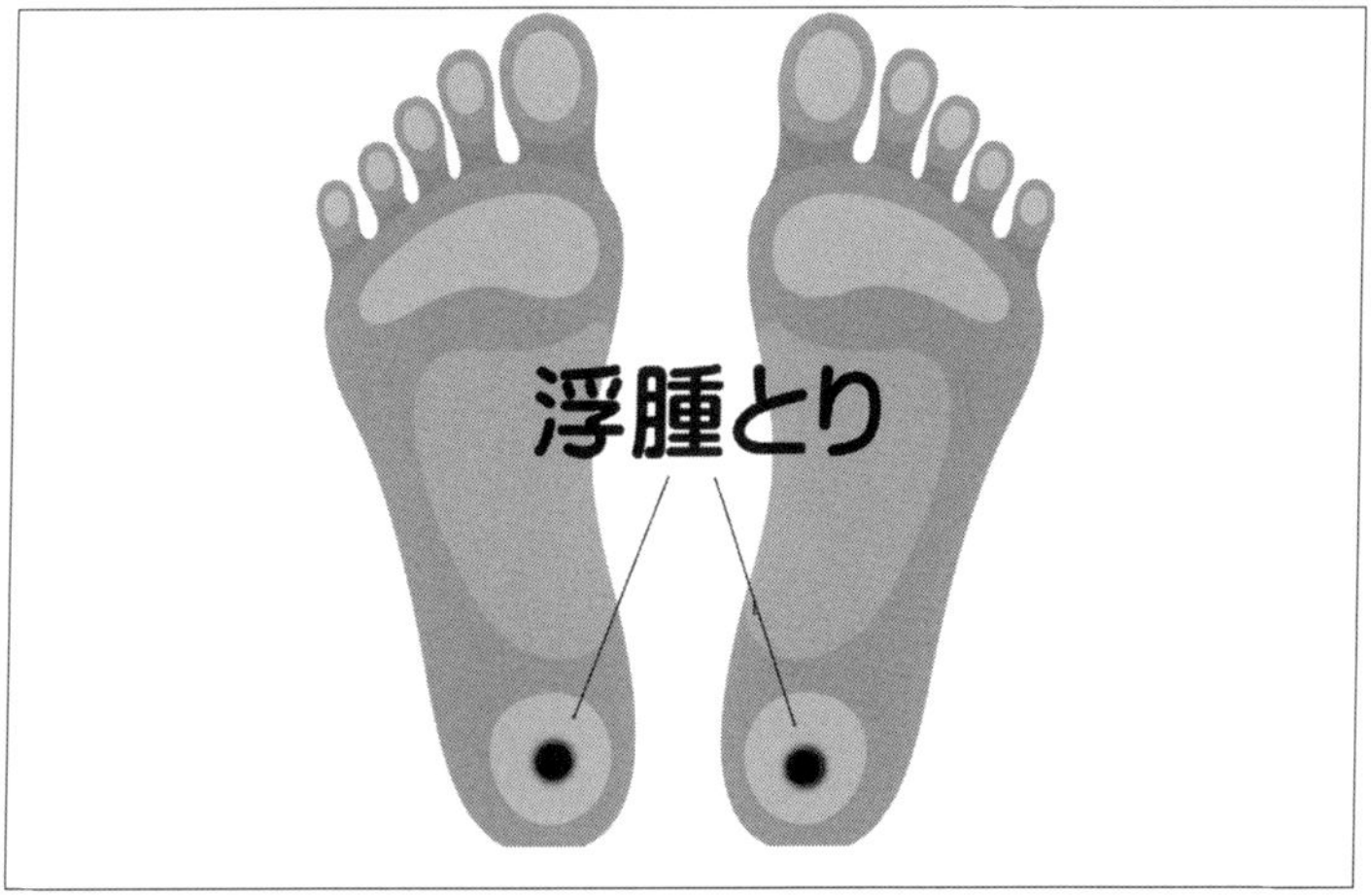

取り方：足首の内くるぶしより、真ん中を2から2㎝下がったところで押すと痛むところ。

②快眠の門を開くツボ　②「申脈・しんみゃく」

取り方：足首の外くるぶしより、真ん中を2から2㎝下がったところで押すと痛むところ。

3　「足のむくみ」と「いびき解消」のツボ

「浮腫とり」でむくみもいびきも解決

毎日の仕事などで浮腫んだりした足や下半身、あるいは顔など全身の浮腫をとって疲れを解消します。

また別名「失眠」とも呼ばれ、このツボだけでも心地よい睡眠が得られ疲れといびきも解消されていきます。

取り方：足のかかとの中央。

おわりに

睡眠不足は万病のもと

睡眠不足は本当に万病の元です。睡眠不足は毎日の疲れを取ることができません。毎日の疲れが取れなければ、病気のレベルに入っていくしかないのです。

睡眠とともに重要なストレス・コントロール

自分でストレスをコントロールできるようになったら、どれだけ幸せになれるかと誰もが感じると思います。嫌なことを平気で言う人、行う人などなどたくさんいるものです。

しかし幸せにな時代に育ってきた私たちにとっては、ストレスを与えてる側もそれをストレスと感じてないという事実です。気が付かないのです。やってるそれが相手のストレスになるということに気がつけないでいます。ストレスを受ける側も同様に我慢する体験が少ないために、ストレスに対して全く免疫がない「両者ともにストレスを知らない状態」の時代に入ったのです。

ですから、これからの時代はストレスを与える側にとっても、ストレスを受ける側にとっても「気づきの時代」と言えるのです。

すべての出来事は、自分の心のレベルの「試されごと」と考えてみると、少しだけ大いなる自然の道に近づくことができるのです。

健康になるために一番重要なこと

・健康法に取り組む優先順位が一番大事

それはなんといっても、日常生活が第一番目に来ます。そして緊急の処置が必要な救急医療である現代医学と、病気にならない体をつくる東洋の予防医療を上手に使い分けるのが、私たち現代人の最高の知恵です。

ですから、世の中にある治療法のすべて正しいのです。

ただ間違いは1つの方法にこだわり執着を持つことがとても危険と感じます。

症状でも軽い段階でしたら、簡単な運動であろうが、特定のサプリメントであろうが、野菜だけであろうが構わないでしょう。しかし、命に関わるような重篤な場合は薬剤師や医師しか処方できない薬や、処置、手術は絶対必要不可欠です。

それは人間は他の動物と違い、やはり高度な体の構造や仕組みを持って、知的な活動をしているからです。令和2年から約3年間は「選択する能力」旺盛になる気象変化が来ますので、この度ご縁があった本書では「周りから選択される自分になる」ということも含めて書いたわけなのです。

・病気は大切な気づきのチャンス

以上のように、東洋医学は病気を中心に治すのではなく、毎日を充実させることで人生を楽しみ充実させることが本題です。そのために、今ある症状を治療しているのです。これが本当の予防医学の原点でもあるのです。生きている以上病気にならない人はいません。ですから、今あるちょっとした不健康の兆しを見つけて、大事にならないようにするのです。そして病気の治療後は再発しないように予防していくのです。

睡眠とストレスで病気知らずの人生120年

適度なストレスは生産性を高めます。
ストレスレベルが高すぎても低すぎても生産性は落ちることを証明した、「ヤーキズ・ドッドソンの法則」というものがあります。人間は適度なストレスを、やる気の原動力に変えることができるのです。

人間の寿命は、120歳まで生きれるようになっています。そして気がつかないと思いますが、本当はすごい力を備えているのです。東洋医学の中枢である運気医学においては気象現象というものと体を結びつけていくわけですが、ここにすごい内容をご紹介します。

よく気圧が下がったら頭痛がする体調が悪いなど色々ありますが、この気圧というのは空気の重さのことです。さて私たちは自分の体でどのぐらいの空気の重さを受けているでしょう。実はこれがすごいのです。

私たちの体では、縦と横の長さ1㎝四方の空気の重さは約1㎏です。
これを縦横1m四方に換算しますと十トンという重さになります。
そして私たち人間の身体にこれを換算してみますと、12トンから16トンという重さを意識もしないうちに受けて、それを何気なく支えているのです。これは体の大きさによってこの差があるわけですので体が大きい人はやはり空気の重さも非常に大きくなるわけです。

引っ越しに使う4トントラックを3台から4台も意識もせずに持ちあげて暮らしているのです。4トントラックの重さと言うと大型路線バスと同じで、定員は、運転手も含めて81人に及ぶすごさです。それを3台から4台なのです。

こんな偉大な私たちの心と体を、睡眠不足程度のことで失うのはとても勿体ないことです。

金　展蔵

著者略歴

金　展蔵（こん　のぶぞう）

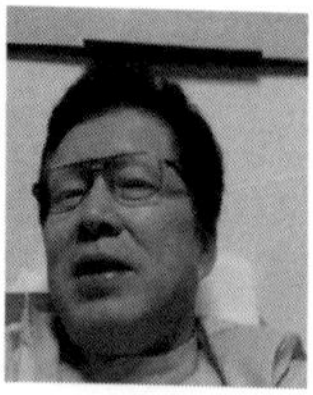

天文気象学・自然科学・運氣医学研究者。現在、運氣論治療の『鍼灸・瑞宝院』代表。
1956 年生まれ。北海道早来町出身（現：安平町）。重度の視覚障害として生まれ北海道高等盲学校にて鍼灸の道に入る。
1977 年鍼灸師試験合格。在学中の 17 歳の秋に日本にしか残されていなかった伝統の正当派治療「脈を診て病気を診察し、刺さない鍼治療」と出会う。
体はもちろん心や感情や思考にまで病気の原因を求める根本療法の世界に感動。伝統医学の世界を志す。その後、脈診と刺さない鍼の「昭和の天才鍼灸師」二階堂宜教氏に 15 年間師事し脈診の基礎を学ぶ。その間、中国社会科学院哲学研究所、佛教大学中国文学科で中国哲学全般を学び、高野山大学大学院にて密教学を専攻し心と星宿の関係を研究後中退。
43 年間に渡り、25 万 7000 人を超える患者を診る。重い疲れ、内臓疾患、精神疾患、難病や癌・発達障害など幅広く治療。病気にならない体と心をつくり、自然な生き方を指導している。
1989 年に日本運氣論医学会を設立し、研究と後進への継承活動に取り組んでいる。
前書に『シアワセ腎氣力』（知玄舎）がある。

運氣論治療の＜鍼灸・瑞宝院＞　https://www.unkiron.com/

自分の生き方を学びながら健康になる秘伝
これが“疲れ”の撃退法だ!

2020年9月10日　初版発行

著　者　金　展蔵　
発行人　森　忠順
発行所　株式会社 セルバ出版
〒 113-0034
東京都文京区湯島 1 丁目 12 番 6 号 高関ビル 5 B
☎ 03（5812）1178　FAX 03（5812）1188
http://www.seluba.co.jp/
発　売　株式会社 三省堂書店／創英社
〒 101-0051
東京都千代田区神田神保町 1 丁目 1 番地
☎ 03（3291）2295　FAX 03（3292）7687

印刷・製本　モリモト印刷株式会社

Printed in JAPAN
ISBN978-4-86367-608-4